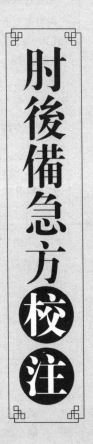

肘後備急方校注

晉·葛洪　原著

梁·陶弘景　補闕

金·楊用道　附廣

沈澍農　校注

人民卫生出版社

圖書在版編目(CIP)數據

肘後備急方校注/沈澍農校注.—北京:人民衛生出版社,2015

ISBN 978-7-117-21050-8

Ⅰ.①肘… Ⅱ.①沈… Ⅲ.①方書-中國-晉代 ②《肘後備急方》-注釋 Ⅳ.①R289.337.2

中國版本圖書館 CIP 數據核字(2015)第 282192 號

人衛社官網	www.pmph.com	出版物查詢,在綫購書
人衛醫學網	www.ipmph.com	醫學考試輔導,醫學數據庫服務,醫學教育資源,大衆健康資訊

肘後備急方校注

校　　注:沈澍農

出版發行:人民衛生出版社(中繼綫 010-59780011)

地　　址:北京市朝陽區潘家園南裏 19 號

郵　　編:100021

E - mail:pmph @ pmph.com

購書熱綫:010-59787592　010-59787584　010-65264830

印　　刷:北京銘成印刷有限公司

經　　銷:新華書店

開　　本:850×1168　1/32　印張:10

字　　數:191 千字

版　　次:2016 年 1 月第 1 版　2024 年 9 月第 1 版第 11 次印刷

標準書號:ISBN 978-7-117-21050-8/R·21051

定　　價:36.00 元

打擊盜版舉報電話:010-59787491　E-mail:WQ @ pmph.com

(凡屬印裝質量問題請與本社市場營銷中心聯繫退換)

校 注 説 明

　　《肘後備急方》(以下簡稱《肘後方》)是中醫方劑史上最重要的著作之一，對後世中醫藥學的發展貢獻巨大，影響深遠。在一定意義上説，《肘後方》在中醫史上的價值可以與《傷寒論》平行，《傷寒論》是經方一路的創史之作和代表作，《肘後方》則是簡驗方一路的開山之作和代表作。在宋以前的近千年間，《肘後方》《小品方》爲代表的簡驗方一路著作影響遠大於《傷寒論》。《備急千金要方》《外臺秘要》等多種綜合性方書都收載了不少《肘後方》中的方劑，而《小品方》《醫心方》《串雅》等方書更是側重承襲着《肘後方》的"簡、便、廉、驗"的治療思想。宋以後，尊經之風漸强，簡驗方一路才退居經方之後。但《肘後方》的影響依然是巨大的。著名中醫文獻學家余瀛鰲先生介紹中醫臨床文獻學時將其評價爲"我國早期實用性很强的方書名著"。

一、作者生平與傳本演變

　　《肘後備急方》，作者葛洪，字稚川，自號抱朴子，丹陽郡句容(今江蘇句容縣)人。生於公元 284 年，卒年有公元 363 年或公元 343 年等不同説法。葛洪出生於吳國世家。其祖葛係曾經在三國孫吳擔任大鴻臚，叔祖父是三國時世稱葛仙翁的方士葛玄。其父葛悌，入晉後曾爲邵陵太守。西晉太安二年(303)，葛洪因參加了平息揚州石冰領導的農民起義有功，被任命爲伏波將軍，又賜關內侯。師從葛玄弟子鄭隱、南海太守鮑靚(鮑玄)學習煉丹術，老年後隱居羅浮山煉丹。葛洪內擅丹道，外習醫術，研精道儒，學貫百家，思想淵深，著作弘富。葛洪爲東晉道教理論家、著名煉丹家、醫藥學家。《晉書》有專傳。著有《神仙傳》《抱朴子》《西京雜記》等。

醫學方面，葛洪曾撰巨著《金匱藥方》（亦稱《玉函經》）一百卷，然而其書體制過大，"非有力不能盡寫"（因而久已失傳）。故葛氏"採其要約，以爲《肘後救卒》三卷"（按《晉書》載爲四卷）。"若能信之，庶免橫禍焉。"這就是《肘後備急方》的成因。《肘後救卒》爲其初名，《舊唐志》作《肘後救卒方》，4卷，又名《葛仙翁肘後備急方》。在今傳本《肘後備急方》中，多處提及某些成方在"大方"中，應該就是指《金匱藥方》中的處方。

至梁代，陶弘景見其書"闕漏未盡"，因而加以"補闕"。該書原有86篇，陶弘景將原書調整爲79篇，復添22篇，總計101篇，仍分3卷，名《補闕肘後百一方》。陶弘景說："更採集補闕，凡一百一首，以朱書甄別，爲《肘後百一方》，于雜病單治，略爲周遍矣。"可見陶弘景當時補闕此書時甚爲用心。可惜後世相傳時未保留"朱書甄別"之舊制，故葛、陶二人寫進之內容，已經難以確分了。陶弘景補闕本是後世各種傳本的祖本。不過其後該書通用名仍是"肘後備急方"，只是實際所指已是陶氏增補後的《肘後百一方》。

唐代，人們對該書又作了一些增補。這次增補史上沒有明確記載，但現傳本《肘後方》中，有一些顯然是陶弘景之後的文獻資料。有唐人避諱：如改"民"为"人"，改"治"爲"療"、"理"、"主"；有唐代年號：第十三篇中出現了唐高宗年號"永徽"（按《肘後方》原書中不應有唐年號，已故醫史學家范行准先生曾提出此年號有誤，認爲當爲"元徽"。元徽是南朝劉宋蒼梧王劉昱的年號。但此"永徽"應當正是唐人增補的痕跡）；有梁代以後人物：如五十二篇述及"陳朝張貴妃"，當即南朝陳末代皇帝陳後主（陳叔寶）之寵妃張麗華，又席辯刺史、黃花公若于則（按當作"若干則"）都是唐代人；有與梁以後方書比校的附記：其中最常見者爲姚云、姚方、姚氏——此"姚"當指北周（公元557—581年）姚僧垣並其所著《集驗方》。此外，現傳《肘後備急方》中摻進了不少多味藥的方子，有十多個方子用到了十多味藥，這與葛氏的"採其要約"和陶氏"雜病單治"的立意不相一致,因而很可能就是唐人摻進的。根據這些事實可以認定,該書在唐代曾有較多增補。《太平御覽》卷七百二十四《方術部五》載:"則天令文仲集當時名醫共撰療風氣諸方……文仲久年終於尚藥奉御,撰《隨身備急方》三卷,行於代。"再加上其他一些綫索的提示,唐代的增補有可能成於唐代名醫張文仲之手(本段內容主要參考了北京中醫藥大學蕭紅艷博士論文《〈肘後方〉版本定型化研究》)。

金代楊用道曾任儒林郎汴京國子監博士,憑藉其資料條件,找到了遼國乾統間所刊《肘後方》善本,做了又一次增修(刊印時當也有校勘)。他從唐慎微《證類本草》中取部分單驗方加在各篇之後列爲"附方",因而卷數擴爲八卷,並改書名爲《附廣肘後方》,于金皇統四年(1144)刊刻成書。除增補附方外,楊用道還寫有一篇《〈附廣肘後方〉序》,並在第四十篇最末一條留有一則按語。楊本是元、明後的各種刊本的祖本,但一般都不用楊用道的改名,後世各種傳本標名依然是習慣的舊稱《肘後備急方》。當然究其實,都是陶弘景整理之後、復經楊用道附廣的《肘後百一方》。

儘管《肘後方》存世的主要版本都看似文面完整清楚,但由於歷史上文獻保藏中存在各種複雜的情況,《肘後方》一書在歷史上某一階段(估計是唐以後、楊用道整理前)應該曾經殘破蝕損漫漶較爲嚴重,雖然後世刊刻後使該書看似較爲清楚,實際上書中內容缺失(就大體情況看,全書現存不足 70 篇)甚爲嚴重,文字錯誤非常普遍。既有的現代整理本在校勘方面做得都不夠理想,注釋也不到位,因此,很有必要對該書作全面的校勘整理和注釋。

二、主要內容與學術成就

《肘後方》內容豐富,條理分明。現存本《肘後方》卷一載諸急症的卒救;卷二載霍亂、傷寒、時氣、溫病、疫癘方等外感病方;卷三、四載瘧疾、癲狂、風毒脚弱、大腹水病、痰飲、黄疸等內科病方;卷五載癰疽、惡瘡等外科諸方;卷六載五官頭面病諸方;卷七載蟲獸咬傷、射工、沙虱毒、蠱毒等病方;卷八載百病備急丸散膏方及治牛馬六畜水穀疫癘諸方。全書內容包括內外婦兒等各科常見病、多發病,特別着重於各科急症的診治。體例大體上先簡述病原,後詳述病症,診斷治則,處方用法。該書內容既有相對系統的醫藥理論,又有豐富的臨床經驗,在中醫藥文獻中,頗具特色,因而被公認爲我國第一部急救學書籍、第一部急診手冊。

該書首次記載的病種很多。如:天行發斑瘡及虜瘡、尸注、鬼注、脚氣病、射工、中溪、疥蟲等,都給出了傳之久遠的預防和治療方法。

《肘後方》以簡明扼要、簡便廉驗爲編輯宗旨,收錄了葛洪在民間搜集的大量驗方單方。這些驗方單方大多有很高的療效,至今仍不失其臨床價值。除用藥方外,書中還載有大量不用藥物的急救技術。如:口對口人工呼吸、多種止血術、洗胃術(首創)、灌腸術、腸吻合術(首創)、放腹水的腹腔穿刺術(首創)、導尿術(首創)、清瘡術、引流術、骨折的外固定術(首創,今稱小夾板固定術)、關節脫位整復術(首創)、救溺倒水法(首創)等,這些方法的廣泛應用明顯提高了急救療效。有不少學者認爲葛洪《肘後備急方》開了小方急救和針灸治療急症的先河。

《肘後方》記載之內容的科學性不少已經得到證實。《肘後方》卷三治寒熱諸瘧方第十六中記載:"青蒿一握,以水二升漬,絞取汁,盡服之。"現代作青蒿抗瘧研究,開始時按照中藥製劑常規煎用,屢試屢敗;後來發現《肘後備急方》中葛氏載明"絞取汁盡服之",也就是宜生用不宜煎煮。分析可能是高溫破壞了抗瘧之藥性,於是改進提取方法,終使青蒿素研製成功。由此發明了一種高效低毒的抗瘧新藥。2011年8月,中國中醫科學院青蒿與青蒿素研究开發中心主任屠呦呦研究員因發現青蒿素獲得拉斯克醫學獎臨床醫學研究獎;2015年10月,屠呦呦研究員又獲得諾貝爾生理學或醫學獎。她在一次發言中指出:"中藥青蒿治療瘧疾最早見於公元 340 年間的東晉《肘後備急方》……青蒿素的發明就是得益于傳統中醫藥學。"青蒿素是當前我國唯一被國際承認的創新藥物,青蒿素及其衍生物已爲世界瘧區廣爲應用,挽救了很多生命,産生了很大社會效益和經濟效益。其他如艾葉、雄黄消毒,以及大黄瀉下、密陀僧防腐、赤石脂收斂等,都爲後世所沿用。

三、版本流傳

《肘後方》問世以後影響很大,流傳甚廣。陶弘景謂其"播於海內,因而濟者,其效實多"。從現存目録學文獻記載來看,在南北朝末至隋唐時期,本書曾經有過二卷本、三卷本、四卷本、六卷本、九卷本、十卷本、十六卷本等不同傳本,但今均已不存。後世傳本都是在楊用道八卷本基礎上衍生出來的。現參考所見資料及實見版本述其梗概如下:

楊用道附廣本的問世,是《肘後備急方》一書的定型本。但該本初刻本亦已失傳。至元代,連帥烏侯再刻《肘後方》,請段成己作序。其序表明,該本初次刊刻時間爲元代前至元十三年(1276)。序中並説明了版本來源:"連帥烏侯,夙多疹疾,宦學之余,留心於醫藥,前按察河南北道,得此方于平鄉郭氏,郭之婦翁得諸汴之掖庭,變亂之際,與身存亡,未嘗輕以示人,迨今而出焉。"故可知,其本系連帥烏侯得之于北方的平鄉郭氏,而郭之婦翁得之於汴京(開封)後宮。由此可知,該底本當爲金宮廷所藏楊用道刊本。

段序本之後的主要刊本有:

道藏本。明正統十年(1445)刊成的《道藏》收入了段序本,是爲道藏本。但筆者目前看到的道藏本都有缺頁等缺陷。

明嘉靖三十年(1551)吕顒本。該本底本爲明正統道藏本,現存上海圖書館。該本已不全,原分裝爲 4 册,現存 3 册,即存 6 卷。

明萬曆二年(1574)"李栻-劉自化本"。該本亦以道藏本爲底本。書前有李栻序，書末記有一行小字："岳州府知府劉自化奉檄校刊"。不少人以爲存在李本和劉本兩個刊本。但二者實爲一本。蕭紅艷博士論文中考證謂，李、劉是上下級關係，是李指令劉作了校勘。因此，並不存在兩個版本。該本現存僅數部。有日本國立公文書館内閣文庫本，日本東洋出版社 1992 年曾影印出版。另兩本藏中國中醫科學院和國家圖書館。人民衛生出版社 1956 年曾影印李栻-劉自化本（删去版口），但所用底本不詳。日本影印本和中國人民衛生出版社影印本底本雖爲同一刊本，卻有若干處細微差異，原因不詳。

明萬曆三年(1575)陳霱岩本。該本是陳氏督學荆楚時命其子携李栻本回鄉刊刻而成。後明末清初時，有胡孟晉氏，又用陳霱岩本翻刻成一本。

清乾隆五十九年(1794)六醴齋醫書本。清乾隆年間，清代醫家程永培編成《六醴齋醫書十種》，其中含有《肘後方》一書。該本據考系以陳霱岩本爲底本翻刻而成，現存中國中醫科學院。

清乾隆年間《四庫全書》本。《四庫全書》編修於十八世紀後半葉。據紀昀等《提要》，《肘後方》入收《四庫全書》時在乾隆四十六年(1781)。該本據考以嘉靖吕顒本爲底本。現傳本主要爲文淵閣四庫本。

此外，清代、民國間還有若干種刻本，多以六醴齋本爲底本。

日本也曾經數次翻刻《肘後方》一書。

四、校注説明

1. 底本與校本選擇　本書現存最早的古本爲道藏本，其次爲"李栻-劉自化本"。鑒於前者現存本存在錯頁等缺陷，故選取時代較早、品質又最好的"李栻-劉自化本"爲本次校注的底本。實際操作中使用的是日本オリエント影印出版的東洋醫學善本叢書本。

李栻-劉自化本之前的道藏本以及之後的四庫本、六醴齋本都與底本有一些小的差異。爲了更好地整理本書，我們對三本都作了通校，即三本都選作主校本。

　　本書被歷代方書引用較多。爲了提高整理品質，本次整理中較多地使用了他校。主要使用了《外臺秘要》，其次有《醫心方》《備急千金要方》《普濟方》等。全書校勘參考了日本學者藍川慎[①]《讀肘後方》一書。

　　2. 文字與標點　本次整理兼顧存真與便讀。具體做法是：

　　其一，在底本文字録入時主體上儘量採用 UNICODE（一種國際通用的寬字元集編碼系統）中最接近的字形輸入原文文本，如原書的陰、脉、痒未按傳統繁體改成陰、脈、癢，又如咽和嚥在繁體系統中前爲名詞、後爲動詞，原書有"咽"作動詞的亂例用法，亦遵原貌未予律一。

　　其二，爲了便於閱讀，也對書中部分文字作了一些变通處理。

　　一是有些出現较多而關係单一的俗字或異體字徑改爲規範繁體字，如：夬改作央，黃改作黄，皀改作皂，湏改作須，経改作經，輕改作輕，頚改作頸，亐改作互，蔾改作藜，爽改作爽，臺改作臺，熱改作熱，骵改作能，遊改作遊，竒改作奇，輙改作輒，殻改作殼，莾改作莽，痺改作痹，歁改作款，扵改作於，錬改作鍊，癅改作癗等。

　　二是原書正體與異體（或俗字）並見的亦統一爲傳統正體字，如塩、鹽統作鹽，卧、臥統作臥，澁、澀統作澀，所、所統作所，煞、殺統作殺，觧、解統作解，猪、豬統作豬，徧、遍統作遍，祕、秘統作秘，粘、飴統作飴，刾、刺統作刺，裏、裹統作裏，面、麵統作

　　①　藍川慎（？—1842）：日本江户醫家。1805 年成爲藩醫。長於古醫籍文獻考證。著作有：《胡氏醫案》《太素經考异》《外臺秘要方藍川標記》《讀甲乙經丙卷要略》《針灸甲乙經孔穴主治》等。《讀肘後方》一書是作者據《外臺秘要》《證類本草》《備急千金要方》等書對《肘後備急方》作文字校勘和輯佚的專書。

面,烟、煙統作煙,蠍、蝎統作蝎,緫、總統作總,虵、蛇統作蛇,噉、啖統作啖,洩、泄統作泄,疏、疎統作疏,惡、悪、惡統作惡,蔥、蕊、葱統作葱等。但爲了更接近現代人的閱讀習慣,以下兩組字作了与傳統不同的選擇:麫、麵統作麵,擣、搗統作搗。

三是通假字、古字、訛誤字一般都不改動原文,而在校注中說明。但有少數筆劃小訛的字亦徑改爲通行正字。如巳改作已,児改作兒,釵改作釵。另外,全書中"尺"皆通作"赤"(凡七見),爲閱讀方便,亦通改爲"尺"。

在正文字體選用上,方名用黑體,方名下的內容用宋體,方劑內容以外的論述性內容用加粗宋體。附方以下內容統一用宋體。校注語用宋體。

並爲全書加現代標點符號(黑體方名末不加標點)。

3. 校勘與注釋　本次整理中一般不改底本。

對校本正確、底本錯誤的情況,據校本提出校改意見。

對校本和底本互異、難定是非優劣者,作兩存校或提出傾向性看法。

懷疑底本有誤,但無版本依據者,據理提出揣測性見解。

對全書中的疑難字詞作注解。冷僻字用漢語拼音注音;疑難字詞簡明注釋其含義,一般不用書證。

校注混合編排,置於各篇之末。

4. 其他說明　遵照古書原貌,原書禁咒等涉及迷信的內容,未予刪減;原書中的方位詞"右"、"左"未因改爲橫行文而改爲"上"、"下",讀者知道"右"、"左"相當於"上"、"下"即可。

《肘後備急方》還有不少佚文可見於《外臺秘要》《備急千金要方》《醫心方》《證類本草》等書中,本次只就現存本做了校注,未做輯佚工作。

沈澍農

2015 年 10 月

目　録

目

錄

目
錄

刻葛仙翁《肘後備急方》序

　　嘗觀范文正[1]曰：不爲良相，則願爲良醫。而陸宣公[2]之在忠州，亦惟手校方書。每歎其濟人之心，先後一揆[3]，古人之志，何如其深且遠也！予少不習醫，而濟人一念，則耿耿於中。每見海內方書，則購而藏之；方之效者，則珍而錄之：以爲庶可濟人之急。然以不及見古人奇方爲恨，尤愧不能爲良醫。雖藏之多，而無所決擇[4]也。今年之夏，偶以巡行至均[5]，遊武當[6]，因閱《道藏》[7]，得《肘後備急方》八卷，乃葛稚川[8]所輯，而陶隱居[9]增補之者，其方多今之所未見。觀二君之所自爲序，積以年歲，僅成此編，一方一論，皆已試而後錄之，尤簡易可以應卒[10]。其用心亦勤，其選之亦精矣。矧[11]二君皆有道之士，非世良醫可比，得其方書而用之中病，固不必爲醫可以知藥，不必擇方可以知醫。其曰：苟能起信，可免夭橫。信其不我欺也！因刻而布之，以快予濟人之心云。

　　萬曆二年甲戌[12]秋仲巡按湖廣監察
　　　　御史劍江李栻[13]書

【校注】
　　1. 范文正：范仲淹。北宋著名政治家、思想家、軍事家和文學家。卒諡"文正"。

1

2. 陸宣公：唐代名相陸贄。晚年被貶充忠州（今重慶忠縣）別駕（州主管官的佐吏），永貞元年（805）卒于任所，謚號宣。因當地氣候惡劣，疾疫流行，遂編錄《陸氏集驗方》50 卷，供人們治病使用。

3. 揆：道理。

4. 決擇：同"抉擇"。選擇。

5. 均：古均州。治在今湖北省丹江口市境内。

6. 武當：明洪武二年武當併入均州。

7. 道藏：道家文獻總集。現傳本爲明代永樂年間編修。

8. 葛稚川：葛洪（284—364 或 343），字稚川，自號抱朴子。東晉道教學者、著名煉丹家、醫藥學家，著有《神仙傳》《抱朴子》《肘後備急方》《西京雜記》等。

9. 陶隱居：陶弘景（456—536），字通明，號華陽隱居，丹陽秣陵（今屬江蘇南京）人。南朝齊、梁時期的道教思想家、醫藥家、煉丹家、文學家，卒謚貞白先生。著有《真誥》《陶氏效驗方》《補闕肘後百一方》《陶隱居本草》《藥總訣》等。

10. 卒："猝"的古字。謂倉猝。

11. 矧：何況。

12. 萬曆二年甲戌：1574 年。萬曆爲明神宗年號。

13. 李杕：字孟敬，江西豐城（舊稱"劍江"）人。嘉靖乙丑（1565）進士。

葛仙翁《肘後備急方》序

醫有方古也。古以來著方書者，無慮[1]數十百家，其方殆未可以數計，篇帙浩瀚，苟無良醫師，安所適從？況窮鄉遠地，有病無醫，有方無藥，其不罹[2]夭折者幾希。丹陽葛稚川，夷考[3]古今醫家之説，驗其方簡要易得，鍼灸分寸易曉，必可以救人於死者，爲《肘後備急方》。使有病者得之，雖無韓伯休[4]，家自有藥；雖無封君達[5]，人可爲醫。其以備急固宜。華陽陶弘景曰：葛之此製，利世實多，但行之既久，不無謬誤。乃著《百一方》，疏[6]于《備急》之後，訛者正之，缺者補之，附以炮製、服食諸法，纖悉備具，仍[7]區别内外他犯爲三條，可不費討尋，開卷見病，其以備急益宜。葛、陶二君，世共知爲有道之士，於學無所不貫，於術無所不通，然猶積年僅成此編，蓋一方一論，已試而後録之，非徒採其簡易而已。人能家置一帙[8]，遇病得方，方必已病。如歷卞和[9]之肆[10]，舉皆美玉；入伯樂[11]之廄[12]，無非駿足。可以易而忽之邪[13]。

葛自序云：人能起信，可免夭橫，意可見矣。自天地大變，此方湮没幾絶，間一存者，閟[14]以自寶，是豈製方本意？連帥[15]烏侯，夙多疹疾[16]，宦學之餘，留心於醫藥，

3

前按察[17]河南北道，得此方於平鄉郭氏，郭之婦翁[18]得諸汴之掖庭[19]，變亂之際，與身存亡，未嘗輕以示人，迨今而出焉，天也。侯命工刻之，以趣[20]其成，唯恐病者見方之晚也。雖然方之顯晦，而人之生死休感[21]係焉。出自有時，而隱痛惻怛[22]，如是其急者，不忍人之心也。有不忍人之心，斯有不忍人之政矣，則侯之仁斯民也，豈直一方書而已乎？方之出，乃吾仁心之發見者也，因以序見命，特書其始末，以告夫未知者。

　　　　　　　　　至元丙子[23]季秋稷亭段成己[24]題

【校注】

1. 無慮：大約。

2. 罹（lí）：遭受。

3. 夷考：考察。

4. 韓伯休：韓康，東漢京兆郡灞陵（今西安市灞橋區）人，字伯休，一名恬休。長年隱居，採藥到長安集市上出售。

5. 封君達：傳說中的神醫。常騎青牛行，人號青牛道士。

6. 疏：分條記述。

7. 仍：再。

8. 帙：書匣。借指“本”。

9. 卞和：春秋時荊楚之人，著名的和氏璧的發現者。

10. 肆：店鋪。

11. 伯樂：原爲天星名，主典天馬。相傳秦穆公時人孫陽善相馬，故稱之爲伯樂。

12. 厩（jiù）：馬圈。

13. 可以易而忽之邪：可以因爲其方簡易而輕視它嗎？邪，用同“耶”。

14. 閟：古通“秘”。隱藏。

15. 連帥：泛稱地方高級長官。唐代多指觀察使、按察使。

16. 疢（chèn）疾：疾病。疢，同"疚"。疢、疾同義複用。

17. 按察：巡察；考查。

18. 婦翁：謂妻父。即岳父。

19. 汴之掖庭：謂汴京的後宮。汴，古地名，即今開封。北周始名"汴州"，金攻陷開封後又改稱汴京。掖庭，宮中旁舍，嬪妃居所。

20. 趣（cù）：同"促"；催促。

21. 休慼：同"休戚"，喜樂與憂慮。

22. 惻怛（dá）：哀傷。

23. 至元丙子：公元 1276 年。　至元，元世祖和元順帝均用至元年號，此指前者。

24. 段成己（1199—1282）：金代名士。金正大元年（1224）進士，人稱菊軒先生。泰定（1324—1327）間，其姪孫段輔收拾段成己並其兄段克己詩文編爲《二妙集》八卷傳世。

葛仙翁《肘後備急方》序

（亦名《肘後卒救方》；隱居又名《百一方》）

抱朴子丹陽葛稚川曰：余既窮覽墳索[1]，以著述餘暇，兼綜術數，省[2]仲景、元化、劉戴《秘要》《金匱》《綠秩》《黃素》方，近將千卷。患其混雜煩重，有求難得，故周流華夏九州之中，收拾奇異，捃拾[3]遺逸，選而集之，使種類殊分，緩急易簡[4]，凡爲百卷，名曰《玉函》[5]，然非有力不能盡寫。又見周甘唐阮諸家，各作備急，既不能窮諸病狀，兼多珍貴之藥，豈貧家野居所能立辦？又使人用鍼，自非[6]究習醫方，素識明堂流注[7]者，則身中榮衛[8]尚不知其所在，安能用針以治之哉？是使鳧雁摯擊[9]，牛羊搏噬[10]，無以異也，雖有其方，猶不免殘害之疾。余今採其要約，以爲《肘後救卒》三卷，率多易得之藥，其不獲已須買之者，亦皆賤價草石，所在皆有。兼之以灸，灸但言其分寸，不名孔穴。凡人覽之，可了其所用，或不出乎垣籬[11]之內，顧眄[12]可具。

苟能信之，庶免橫禍焉。世俗苦於貴遠賤近，是古非今，恐見此方無黃帝、倉公、和、鵲、踰跗之目[13]，不能採用，安可強乎？

【校注】

1. 墳索：三墳五典、八索九丘的省稱。指古代典籍。

2. 省：看；閱讀。

3. 捃(jùn)拾：收集。

4. 緩急易簡：謂遇急事時容易尋求。簡，尋撿，選用。

5. 玉函：指葛洪撰集的《金匱藥方》，又名《玉函》。久佚。

6. 自非：倘若不是。

7. 明堂流注：指經絡氣血運行與腧穴分布。明堂，指人體經絡、穴位的循行分布；流注，經絡中氣血按時循行規律的學說。

8. 榮衛：即血氣。

9. 摯擊：搏擊。

10. 搏噬：搏擊吞噬。

11. 垣籬：院牆和籬笆。此指院落。

12. 顧眄(miǎn)：回視和斜視。此指看。

13. 目：名稱。

華陽隱居《補闕肘後百一方》序

太歲庚辰[1]隱居曰：余宅身幽嶺，迄將十載。雖每植德施功，多止一時之設，可以傳方遠裔[2]者，莫過於撰述。見葛氏《肘後救卒》[3]，殊足申一隅之思[4]。

夫生人所爲大患，莫急於疾，疾而不治，猶救火而不以水也。今輦掖[5]左右，藥師易尋；郊郭[6]之外，已似難值。況窮村迥野[7]，遙山絶浦[8]，其間枉夭，安可勝言？

方術之書，卷軸徒煩，拯濟殊寡，欲就披覽，迷惑多端，抱朴此製，實爲深益。然尚闕漏未盡，輒更採集補闕，凡一百一首，以朱書[9]甄別，爲《肘後百一方》，於雜病單治，略爲周遍矣。昔應璩[10]爲百一詩，以箴規心行。今余撰此，蓋欲衛輔我躬[11]。且《佛經》云：人用四大[12]成身，一大輒有一百一病，是故深宜自想，上自通人[13]，下達衆庶，莫不各加繕寫而究括之。余又別撰《效驗方》[14]五卷，具論諸病證候，因藥變通，而並是大治[15]，非窮居所資，若華軒[16]鼎室[17]，亦宜修省耳。葛序云，可以施於貧家野居，然亦不止如是。今搢紳[18]君子，若常處閑佚，乃可披檢方書。或從禄外邑[19]，將命遐征[20]；或宿直禁闥[21]，晨宵隔絶；或急速戎陣，城栅嚴阻，忽遇疾倉卒，唯拱手相看。曷若探之囊笥[22]，則可庸豎[23]成醫。故備論證候，使曉然不滯，一披條領，無使過差[24]也。

　　尋葛氏舊方，至今已二百許年，播於海內，因而濟者，其效實多。余今重以該要，庶亦傳之千祀，豈止於空[25]衛我躬乎！舊方都有八十六首，檢其四蛇兩犬，不假殊題[26]；喉舌之間，亦非異處；入塚御氣，不足專名；雜治一條，猶是諸病部類，強致殊分，復成失例。今乃配合爲七十九首，於本文究具，都無忤減；復添二十二首，或因葛一事，增構成篇；或補葛所遺，準文更撰，具如後錄。詳悉自究，先次比[27]諸病，又不從類，遂具復勞[28]在傷寒前，霍亂置耳目後，陰易之事，乃出雜治中。兼題與篇名不盡相符，卒急之時，難於尋檢，今亦汶[29]其銓次[30]，庶歷然[31]易曉。其解散腳弱、虛勞、渴痢、發背、嘔血，多是貴勝[32]之疾；其傷寒中風，診候最難分別，皆應取之於脉，豈凡庸能究？今所載諸方，皆灼然[33]可用，但依法施治，無使違逆。其癰疽金瘡，形變甚衆，自非具方，未易根盡。其婦女之病、小兒之病，並難治之，方法不少，亦載其綱要[34]云。

　　凡此諸方，皆是撮其樞要，或名醫垂記，或累世傳良，或博聞有驗，或自用得力，故復各題秘要之説，以避文繁。又用藥有舊法，亦不復假事事詮詔，今通立定格，共爲成準：

　　凡服藥不言先食者，皆在食前；應食後者，自各言之。凡服湯云三服再服者，要視病源准候，或疏或數，足令勢力相及。毒利藥，皆須空腹，補瀉其間，自可進粥。凡散日三者，當取旦、中、暮進之。四五服，則一日之中，量時而分均也。凡下丸散，不云酒水飲者，本方如此，而別説用酒水飲，則是可通用三物服也[35]。

凡云分等[36]，即皆是丸散，隨病輕重，所須多少，無定銖兩，三種五種，皆分均之分兩。凡云丸散之若干分兩者，是品諸藥，宜多宜少之分兩，非必止於若干分兩，假令日服三方寸匕，須差止[37]，是三五兩藥耳。

凡云末之，是搗篩如法。㕮咀[38]者，皆細切之。凡云湯煑，取三升，分三服，皆絞去滓，而後酌量也。

字，方中用鳥獸屎作"矢"字，尿作"溺"字，牡鼠亦作"雄"字，乾作"干"字。

凡云錢匕者，以大錢上全抄之；若云半錢，則是一錢抄取一邊爾，並用五銖錢也；方寸匕，即用方一寸抄之可也；刀圭[39]，准如兩大豆。

炮、熬、炙、洗治諸藥，凡用半夏，皆湯洗[40]五六度，去滑；附子、烏頭，炮，去皮，有生用者，隨方言之；礬石熬令汁盡；椒皆出汗；麥門冬皆去心；丸散用膠皆炙；巴豆皆去心、皮熬，有生用者，隨而言之；杏人[41]去尖皮熬，生用者言之；葶藶皆熬；皂莢去皮、子；藜蘆、枳殼、甘草皆炙；大棗、支子[42]擘破；巴豆、桃杏人之類，皆別研搗如膏，乃和之；諸角皆屑之；麻黃皆去節。凡湯中用芒硝、阿膠、飴糖，皆絞去滓[43]，內[44]湯中，更微煑令消，紅雪、朴硝等皆狀此而入藥也。用麻黃即去節，先煑三五沸，掠去沫後，乃入餘藥。凡如上諸法，皆已具載在余所撰《本草》上卷中[45]。今之人有此《肘後百一方》者，未必得見《本草》，是以復疏[46]方中所用者載之，此事若非留心藥術，不可盡知，則安得使之不僻繆[47]也？

案病雖千種，大略只有三條而已，一則府藏經絡因

10

邪生疾;二則四支⁴⁸九竅內外交媾;三則假爲他物橫來傷害。此三條者,今各以類而分別之,貴圖倉卒之時,披尋簡易故也。今以內疾爲上卷,外發爲中卷,他犯爲下卷。具列之云:

上卷三十五首治內病。

中卷三十五首治外發病。

下卷三十一首治爲物所苦病。

【校注】

1. 太歲庚辰:公元 500 年。太歲,即木星,約十二歲而一周天,古人以之紀年。

2. 遠裔:後世子孫。

3. 肘後救卒:《肘後備急方》的別稱。卒,同"猝",急事,特指急病。

4. 一隅之思:指一個方面的想法。

5. 輦掖:"輦"指帝王後妃所乘的車,"掖"指宮殿側門。合指皇宮。

6. 郊郭:城郊。

7. 迥野:曠遠的原野。"迥"同"迴"。

8. 遙山絶浦:指遙遠的山水。浦,水流。

9. 朱書:以朱砂書寫。

10. 應璩(190—252):三國時曹魏文學家,字休璉。汝南(今河南汝南東南)人。博學好作文,曾因大將軍曹爽擅權,作《百一詩》以諷勸。

11. 衛輔我躬:謂維護自我的身體。躬,身體。

12. 四大:佛教以地、水、火、風爲四大元素。認爲四者分別包含堅、濕、暖、動四種性能,人身即由此構成。因亦用作人身的代稱。

華陽隱居《補闕肘後百一方》序

13. 通人:學識淵博的通達之人。

14. 效驗方:即陶弘景之《陶氏效驗方》。

15. 大治:指大方。

16. 華軒:飾有文綵的曲欄。借指華美的殿堂。

17. 鼎室:指顯赫高貴的家族。

18. 搢紳:插笏於紳(古代士大夫束腰的大帶子)。後爲官宦或儒者的代稱。亦作"縉紳"。

19. 從禄外邑:謂在地方(遠離京城之處)做官。

20. 遐征:遠道出征。

21. 禁闈:宮廷門户。指宫内或朝廷。

22. 囊笥:(裝書的)袋子與箱籠。

23. 庸豎:鄙陋之人。此指普通人。

24. 過差:過失,差錯。

25. 空:徒,只。

26. 四蛇……殊題:指《肘後方》第七卷中有四篇治蛇病,兩篇治犬病,陶氏認爲不必細分。今傳其所訂本蛇病爲三篇,犬病爲一篇。

27. 次比:排列編次。

28. 復勞:當作"勞復"。

29. 攺:當爲"改"草書。《備急千金要方·新校備急千金要方例》:"今則改其銓次,庶幾歷然易曉。"

30. 銓次:編排次序。

31. 歷然:清晰貌。

32. 貴勝:尊貴而有權勢者。

33. 灼然:明顯貌。

34. 綱要:大綱要領。

35. 凡下……服也:疑有誤倒。當作:"凡下丸散,别説用酒水飲,本方如此;而不云酒水飲者,則是可通用三物服也。"别,分别。

36. 分等:謂諸藥分量相同。

37. 須差止:要至病愈即停服。差,同"瘥",病愈。

38. 㕮咀:古代草藥加工法。有不同説法。一般就指以刀細切。

39. 刀圭:中藥的量器名。陶弘景《本草經集注·序録》:"凡散藥有云刀圭者,十分方寸匕之一,准如梧桐子大也……一撮者,四刀圭也。"

40. 湯洗:猶言"燙洗"。"湯","燙"的古字。

41. 人:果仁。古多作"人",唐代始改用"仁",明代以後多作"仁"。本書並見。當是後人改易所致。

42. 支子:即"梔子"。

43. 滓:此指湯藥中先前他藥的藥渣。

44. 内:同"納",納入。

45. 余所撰本草上卷中:指陶弘景所著《本草經集注·序録》。

46. 疏:分條記述。

47. 僻繆:乖僻荒謬,違背正理。"繆"通"謬"。

48. 四支:即"四肢"。

鹿鳴山續古序

觀夫古方藥品分兩、灸穴分寸不類者,蓋古今人體大小或異,藏府血脉亦有差焉。請以意酌量藥品分兩,古序已明,取所服多少配之,或一分爲兩,或二銖爲兩,以盞當升可也。

如中卷末紫丸方,代赭、赤石脂各一兩,巴豆四十,杏人五十枚,小兒服一麻子,百日者一小豆且多矣。若兩用二銖四絫[1],巴豆四、杏人五枚,可療十數小兒,此其類也。灸之分寸,取其人左右中指中節可也。其使有毒狼虎性藥,乃急救性命者也。或遇發毒,急掘地作小坑,以水令滿,熟攪稍澄[2],飲水自解,名爲地漿。特加是説於品題之後爾。

【校注】

1. 兩用二銖四絫:古重量單位,十黍(小米)爲一絫(後作"絫"),十絫爲一銖,二十四銖爲一兩。南北朝後變生出兩種稱制。藥用通常取小斤小兩。先前的斤兩就稱"大斤大兩",在部分處方用藥中用量明顯偏多。《醫述》卷十六《方藥備考·藥略》:"凡藥有云大升大兩者,以神農秤三兩爲一兩,藥升三升爲一升。"

2. 稍澄:漸漸澄清。稍,逐漸。

14

《附廣肘後方》序

昔伊尹著《湯液》之論[1]，周公設醫師之屬[2]，皆所以拯救民疾，俾得以全生而盡年也。然則古之賢臣愛其君以及其民者，蓋非特生者遂之而已。人有疾病，坐視其危苦，而無以救療[3]之，亦其心有所不忍也。仰惟國家受天成命，統一四海，主上以仁覆天下，輕稅損役，約法省刑，蠲積負[4]，柔遠服[5]，專務以德養民，故人臣奉承于下，亦莫不以體國愛民爲心，惟政府內外宗公，協同輔翼，以共固天，保無疆之業，其心則又甚焉於斯時也。蓋民罷兵火，獲見太平，邊境寧而盜賊息矣，則人無死於鋒鏑[6]之慮；刑罰清而狴犴[7]空矣，則人無死於桎梏之憂；年穀豐而蓄積富矣，則人無死於溝壑之患。其所可虞者，獨民之有疾病夭傷而已。思亦有以救之，其不在於方書矣乎？然方之行於世者多矣，大編廣集，奇藥羣品，自[8]名醫貴胄，或不能以兼通而卒具，況可以施於民庶哉！於是行省[9]乃得乾統間[10]所刊《肘後方》善本，即葛洪所謂皆單行徑易，約而已驗，籬陌[11]之間，顧盻皆藥，家有此方，可不用醫者也。其書經陶隱居增修而益完矣。既又得唐慎微《證類本草》，其所附方，皆治見精取，切於救治，而卷帙尤爲繁重，且方隨藥著，檢用卒難。乃復摘録其方，分以類例，

15

而附於《肘後》隨證之下，目之曰《附廣肘後方》。下監[12]俾更加讎次[13]，且爲之序而刊行之。方雖簡要，而該病則衆；藥多易求，而論效則遠。將使家自能醫，人無夭橫，以溥[14]濟斯民於仁壽[15]之域，以上廣國家博施愛物之德，其爲利豈小補哉！

皇統四年[16]十月戊子儒林郎汴京國子監
博士楊用道謹序

【校注】

1. 伊尹著《湯液》之論：伊尹名尹，一説名摯，夏末商初人，曾爲商湯輔相。相傳伊尹把烹飪的經驗用於煎藥，並寫成《湯液本草》一書，闡明了四氣五味配方的理論。

2. 周公設醫師之屬：《周禮·天官》記載，周時有醫師之官，主管食醫、疾醫、瘍醫、獸醫。

3. 瘰：同"療"。

4. 蠲積負：謂免除積欠之債。

5. 柔遠服：謂媾和遠土外族。

6. 鋒鏑(dí)：刀刃和箭鏃。借指兵器。

7. 狴犴(bì'àn)：指牢獄。

8. 自：即使。

9. 行省：古代中央政府派省官出使地方稱行省。亦借指該省官。

10. 乾統間：1101—1110年。乾統，遼天祚帝耶律延禧年號。

11. 籬陌：謂籬邊和田頭。按此引文出自葛洪《抱朴子·雜應》。

12. 下監(jiàn)：謂交國子監(刊刻)。

13. 讎(chóu)次：校讎和編次。讎，校對文字。

14. 溥(pǔ)：大，廣。

15. 仁壽：長壽。語本《論語·雍也》："知者樂，仁者壽。"

16. 皇統四年：1144年。皇統，金熙宗完顔亶年號。

肘後備急方　卷一

救卒中惡死方第一

救卒死[1],或先病痛,或常居寢臥[2],奄忽[3]而絕,皆是中死[4],救之方

一方[5]:取葱黃心刺其鼻,男左女右,入七八寸。若使目中血出,佳。扁鵲法同,是後吹耳條中[6]。葛當言此云吹鼻,故別爲一法。

又方:令二人以衣壅口,吹其兩耳,極[7]則易,又可以筒[8]吹之,並捧其肩上,側身遠之,莫臨死人上。

又方:以葱葉刺耳。耳中、鼻中血出者莫怪,無血難治,有血是候[9]。時[10]當捧兩手忽[11]放之,須臾死人自當舉手撈人[12],言痛乃止。男刺左鼻,女刺右鼻中,令入七八寸餘,大效。亦治自縊死。與此扁鵲方同。

又方:以綿漬好酒中,須臾,置死人鼻中,手按令汁入鼻中,并持其手足,莫令驚。

又方:視其上唇裏絃絃者[13],有白如黍米大,以針決去之。

又方:以小便灌其面,數廻即能語。此扁鵲方法。

又方:取皂莢如大豆,吹其兩鼻中,嚔則氣通矣。

又方:灸其脣下宛宛[14]中承漿穴,十壯[15],大效矣。

又方：割雄鷄頸[16]取血，以塗其面，乾復塗，并以灰營[17]死人一周。

又方：以管吹下部，令數人互[18]吹之，氣通則活。

又方：破白犬以搨[19]心上。無白犬，白鷄亦佳。

又方：取雄鴨就死人口上，斷其頭，以熱血瀝[20]口中，并以竹筒吹其下部[21]，極則易人，氣通下即活。

又方：取牛馬糞尚濕者，絞取汁，灌其口中，令入喉。若口已禁[22]者，以物強發之；若不可強者，乃扣齒[23]下；若無新者，以人溺解乾者，絞取汁。此扁鵲云。

又方：以繩圍其死人肘腕，男左女右，畢，伸繩從背上大槌[24]度[25]以下，又從此灸，橫行各半繩[26]。此法三灸各三，即起。

又方：令爪[27]其病人人中，取醒。不者[28]，捲其手，灸下文頭[29]，隨年[30]。

又方：灸鼻人中，三壯也。

又方：灸兩足大指爪甲聚毛中，七壯。此華佗法。一云三七壯。

又方：灸臍中，百壯也。

扁鵲法又云：斷犳[31]尾，取血飲之，并縛犳以枕之，死人須臾活。

又云：半夏末如大豆，吹鼻中。

又方：搗女青屑重一錢匕，開口內[32]喉中，以水苦酒[33]，立活。

按：此前救卒死四方并後尸厥[34]事，並是《魏大夫傳》[35]中正一真人[36]所説扁鵲受長桑公子法。尋此傳出世，在葛後二十許年，無容知見[37]，當是斯法久已在世，故或言楚王，或言趙王，兼立語次第亦參差故也。

又，張仲景諸要方

搗薤汁，以灌鼻中。

又方：割丹雄雞冠血，管吹內鼻中。

又方：以雞冠[38]及血塗面上，灰圍四邊，立起。

又方：豬脂如雞子[39]大，苦酒一升，煮沸，以灌喉中。

又方：大豆二七枚，以雞子白并酒和，盡以吞之。

救卒死而壯熱者

礬石半斤，水一斗半，煮消以漬[40]脚，令没踝。

救卒死而目閉者

騎牛臨面，搗薤汁，灌之耳中，吹皂莢鼻中，立效。

救卒死而張目及舌[41]者

灸手足兩爪[42]後十四壯了，飲以五毒諸膏散有巴豆者。

救卒死而四支[43]不收，矢便[44]者

馬矢一升，水三斗，煮取二斗以洗之[45]。又取牛洞[46]一升，溫酒灌口中。洞者，稀糞也。灸心下一寸，臍上三寸，臍下四寸，各一百壯，差[47]。

若救小兒卒死而吐利，不知是何病者

馬矢一丸，絞取汁以吞之。無濕者，水煮取汁。

又有備急三物丸散及裴公膏，並在後備急藥條中，救卒死尤良，亦可臨時合用之。

凡卒死、中惡[48]及尸厥，皆天地及人身自然陰陽之氣，忽有乖離否隔[49]，上下不通，偏竭所致，故雖涉死境，猶可治而生，緣氣未都竭也。當爾之時，兼有鬼神於其間，故亦可以符術而獲濟[50]者。

附方

扁鵲云：中惡與卒死鬼擊[51]亦相類，已死者，爲治皆參用此方。

搗菖蒲生根絞汁，灌之，立差。

尸厥之病，卒死脉猶動，聽其耳中如微語聲，股間暖是也，亦此方治之。

孫真人[52]治卒死方。以皁角末吹鼻中。

【校注】

1. 卒死：突然昏死。

2. 常居寢臥：《外臺秘要》卷第二十八《卒死方》作“居常倒仆”，義長。

3. 奄忽：病重垂危或昏迷不覺貌。

4. 中死：突然中邪而昏死之證。四庫本作“中惡”，《外臺秘要》卷第二十八《卒死方》作“中惡之類”。

5. 一方：二字疑衍。或前有脱文。

6. 是後吹耳條中：指以下第三方。

7. 極：疲勞。

8. 筒：《外臺秘要》卷第二十八《卒死方》作“葦筒”，可從。

9. 候：徵候。此指判斷有效的依據。《外臺秘要》卷第二十八《卒死方》作“活候”。

10. 時：《外臺秘要》卷第二十八《卒死方》作“其欲蘇時”，可從。

11. 忽：六醴齋本作“勿”，義勝。

12. 舉手撈人：指昏迷病人初醒時無意識的動作。

13. 絃絃者：指弦狀物，即上唇內系帶。“絃”同“弦”。

14. 宛宛：指凹陷處。

15. 壯：艾灸的量詞。每灸一箇艾炷（艾絨搓成的球體或圓錐體)爲一壯。古代艾灸時艾炷置於皮膚上，須灼傷皮膚。"壯"似爲灼、傷二字的合音。

16. 鷄頸：《證類本草·諸鷄》作"鷄冠"。

17. 營：同"縈"。圍繞。

18. 互：輪替。

19. 搨：撲貼，厚敷。

20. 瀝：流滴。

21. 下部：此指肛門。

22. 禁：同"噤"。牙關緊閉。下同。

23. 扣齒：此指敲去牙齒。《外臺秘要》卷第二十八《卒死方》作"扣折齒"。

24. 大槌：大椎穴。"槌"通"椎"。

25. 度：量度，測量。

26. 伸繩……半繩：謂以手腕周長爲尺度，從大椎下行得一點，再以此點橫量兩邊各半繩得兩點，共灸三點。

27. 爪：謂以指甲掐。

28. 不者：《外臺秘要》卷第二十八《卒死方》作"不起者"。可從。

29. 捲其手灸下文頭：此謂捲病人手如握拳狀，灸其掌橫紋外盡頭。"文"，同"紋"。

30. 隨年：當作"隨年壯"，指以病人歲數爲艾灸數。《外臺秘要》卷第二十八《卒死方》正作"隨年壯"。

31. 犲：同"豚"。豬。

32. 內："納"的古字。納入。

33. 水苦酒：按此當指以水或醋送服藥物。"苦"或當作"若"，《醫心方》卷十四《治卒死方》作"水若酒"。《證類本草·鼠尾草》同方作"水或酒"，意同。

34. 尸厥：突然昏厥，其狀如尸之證。見《史記·扁鵲倉公列傳》。厲，通"厥"。

35. 魏大夫傳：王家葵《陶弘景叢考》一書謂，當爲《魏夫人傳》之訛。魏夫人名魏華存，西晉女道士，上清派所尊第一代太師。今存《太平御覽》和《太平廣記》兩種《南嶽夫人内傳》（即《魏夫人傳》），皆爲短文，不包含本條所記内容。

36. 正一真人：指正一道（東漢俗稱“五斗米教”）創始人張陵，道家稱“張道陵”，尊爲天師。

37. 無容知見：謂《魏大夫傳》後出，葛洪不可能瞭解和讀到。

38. 以雞冠：此語與上條義重。《金匱要略》卷下《雜療》第二十三作“雞肝及血”，當從。

39. 雞子：指雞蛋。

40. 漬：浸泡。

41. 張目及舌：四庫本作“張目及吐舌”，《外臺秘要》卷第二十八《卒死方》作“張目反折”，《金匱要略》卷下《雜療》作“張口反折”，義長。

42. 爪：此指指甲。

43. 四支：即“四肢”。

44. 矢便：排便，此指二便自出。“矢”，後世作“屎”，下同。此作動詞，謂排泄。

45. 以洗之：《外臺秘要》卷第二十八《卒死方》作“以洗足”，可參。

46. 牛洞：牛的糞便。

47. 差：病愈。後作“瘥”。

48. 中惡：受邪惡之氣侵犯所致的突然昏死之證。

49. 乖離否（pǐ）隔：背離而隔絕不通。

50. 獲濟：《外臺秘要》卷第二十八《卒死方》作“護濟”，可參。

51. 鬼擊：古人指稱一些病因不明的突發危重病證。參見本書卷一第四。

52. 孫真人：即孫思邈。真人，道家稱修真得道的人，亦泛稱"成仙"之人。

救卒死尸蹶方第二

尸蹶之病,卒死而脉猶動,聽其耳中循循[1]如嘯聲,而股間暖是也。耳中雖然嘯聲而脉動者,故當以尸蹶救之。方

以管吹其左耳中極[2]三度,復吹右耳三度,活。

又方:搗乾菖蒲,以一棗核大,著其舌下。

又方:灸鼻人中,七壯,又灸陰囊下,去下部一寸,百壯。若婦人,灸兩乳中間。又云:爪刺人中良久,又針人中至齒,立起。

此亦全是《魏大夫傳》中扁鵲法,即趙太子之患。

又,張仲景云:尸一蹶,脉動而無氣,氣閉不通,故静然而死也[3]

以菖蒲屑内鼻兩孔中,吹之,令人以桂屑著舌下。又云扁鵲法。治楚王效。

又方:剔左角髮,方二寸,燒末,以酒灌,令入喉,立起也。

又方:以繩圍其臂腕,男左女右,繩從大椎上度,下行脊上,灸繩頭五十壯,活。此是扁鵲秘法。

又方:熨其兩脇下,取竈中墨如彈丸,漿水和飲之,須臾三四,以管吹耳中,令三四人更互[4]吹之。又,小管吹鼻孔,梁上塵如豆,著中吹之,令入,差。

又方:白馬尾二七莖,白馬前脚目[5]二枚,合燒之,以苦酒丸如小豆,開口吞二丸,須臾服一丸。

又方:針百會,當鼻中入髮際五寸,針入三分,補之。針足大指甲下肉側去甲三分,又針足中指甲上各三分,

大指之内去端韭葉，又針手少陰、銳骨之端各一分。

又方：灸膻中穴，二十八壯。

【校注】

1. 循循：疑當作"脩脩"。耳鳴或耳畔輕鳴音。

2. 極：用力至極度。

3. 尸一蹷……死也：《金匱要略》作："尸蹷，脉動而無氣，氣閉不通，故静而死也。"據此，"一"字衍。

4. 更互：輪替。

5. 馬前脚目：傳說馬有夜眼，長在馬足膝上，有此而能夜行。

救卒客忤死方第三

客忤者，中惡之類也，多於道門門外得之，令人心腹絞痛脹滿，氣衝心胷，不即治，亦殺人。救之方

灸鼻人中三十壯，令切鼻柱下也，以水漬粳米，取汁一二升，飲之。口已禁者，以物強發之。

又方：搗墨，水和，服一錢匕。

又方：以銅器若[1] 瓦器，貯熱湯[2]，器著腹上；轉冷者，撤去衣，器親肉；大冷者，易以熱湯，取愈則止。

又方：以三重衣著腹上，銅器著衣上，稍稍[3] 少許茅於器中燒之，茅盡益之，勿頓多也，取愈乃止。

又方：以繩橫度其人口，以度其臍，去四面各一處，灸各三壯，令四火俱起，差[4]。

又方：橫度口中折之，令上頭著心下[5]，灸下頭五壯。

又方：真丹[6] 方寸匕[7]，蜜三合，和服。口噤者，折齒下之。

扁鵲治忤,有救卒符[8]并服鹽湯法,恐非庸世所能,故不載。而此病即今人所謂中惡者,與卒死鬼擊亦相類,爲治參取而用之

已死者,搗生菖蒲根,絞取汁,含之,立差。

卒忤,停尸不能言者

桔梗(燒)二枚,末之,服。

又方:末細辛、桂分等,内口中。

又方:雞冠血和真朱[9],丸如小豆,内口中,與三四枚,差。

若卒口噤不開者

末生附子,置管中,吹内舌下,即差矣。

又方:人血和真朱,如梧桐子大,二丸,折齒納喉中,令下。

華佗卒中惡、短氣欲死

灸足兩母指[10]上甲後聚毛中,各十四壯,即愈。未差,又灸十四壯。前救卒死方,三七壯,已有其法。

又,張仲景諸要方

麻黄四兩,杏人七十枚,甘草一兩。以水八升,煮取三升,分令咽之。通治諸感忤[11]。

又方:韭根一把,烏梅二十箇,茱萸半斤。以水一斗煮之。以病人櫛内中三沸,櫛浮者生,沉者死。煮得三升,與飲之。

又方:桂一兩,生薑三兩,梔子十四枚,豉五合。搗,以酒三升,攪,微煮之,味出去滓,頓服取差。

飛尸走馬湯

巴豆二枚,杏人二枚。合綿纏,椎[12]令碎,著熱湯二

合中，指捻[13]令汁出，便與飲之，炊間頓下飲差小量之[14]。通治諸飛尸[15]鬼擊。

又有諸丸散，並在備急藥中。

客者，客也[17]；忤者，犯也，謂客氣犯人也。此蓋惡氣，治之多愈。雖是氣來鬼鬼[18]毒厲之氣，忽逢觸之，其衰歇，故不能如自然惡氣治之，入身而侵尅藏府經絡，差後，猶宜更爲治，以消其餘勢。不爾，亟終爲患，令有時輒發。

附方

《外臺秘要》治卒客忤，停尸不能言。細辛、桂心等分，内口中。

又方：燒桔梗二兩，末。米飲服，仍吞麝香如大豆許，佳。

《廣利方》治卒中客忤垂死。麝香一錢。重研，和醋二合，服之即差。

【校注】

1. 若：或。

2. 熱湯：熱水。

3. 稍稍：漸漸。

4. 差：病愈。後作“瘥”。

5. 心下：指劍突下。

6. 真丹：好丹砂。

7. 方寸匕：古容量單位。爲一寸見方的勺的容量。

8. 救卒符：《外臺秘要》卷二十八《客忤方》作“救卒死符”，義長。

9. 真朱：好丹砂。

10. 母指：即拇指。

11. 感忤：指感受外邪或受驚嚇所致之病。

12. 椎（chuí）：用椎打擊。椎，捶擊的工具。

13. 捻（niē）：同"捏"，以指壓。

14. 頓下飲差小量之：《金匱要略》卷上《腹滿寒疝宿食病脈證》作"當下，老小量之"，《醫心方》卷十四《治鬼擊病方》作"如食頃下便差，老小量之"，《外臺秘要》卷十三《飛屍方》作"食頃當下，老小量服之"，謂老人小孩酌量取用。"差"當作"老"。

15. 飛尸：參見本書卷一第六。

17. 客也：《外臺秘要》卷二十八《客忤方》引作"客氣也"。義長。

18. 鬼鬼：六醴齋本作"鬼魅"，義勝。

治卒得鬼擊方第四

鬼擊之病，得之無漸[1]，卒著如人刀刺狀，胷脇腹內，絞急切痛，不可抑按，或即吐血，或鼻中出血，或下血，一名鬼排[2]。治之方

灸鼻下人中一壯，立愈。不差，可加數壯。

又方：升麻、獨活、牡桂分等。末，酒服方寸匕，立愈。

又方：灸臍下一寸，三壯。

又方：灸臍上一寸，七壯，及兩踵白肉際，取差。

又方：熟艾如鴨子[3]大，三枚。水五升，煑取二升，頓服之。

又方：鹽一升，水二升。和攪飲之，并以冷水噀[4]之，勿令即得吐，須臾吐，即差。

又方：以粉一撮，著水中攪，飲之。

又方：以淳酒吹内兩鼻中。

又方：斷白犬一頭，取熱犬血一升，飲之。

又方：割雞冠血以瀝口中，令一咽，仍破此雞以搨[5]心下，冷乃弃之於道邊。得烏雞彌佳，妙。

又方：牛子矢一升，酒三升，煑服之。大牛亦可用之。

又方：刀鞘三寸，燒末，水飲之。

又方：燒鼠矢，末，服如黍米。不能飲之，以少水和内口中。

又有諸丸散，並在備急藥條中。

今巫[6]實見人忽有被鬼神所擺拂[7]者，或犯其行伍，或遇相觸突，或身神散弱，或愆負[8]所貽，輕者因而獲免，重者多見死亡，猶如燕簡輩[9]事，非爲虚也，必應死，亦不可[10]，要自不得不救爾。

附方

《古今録驗》療妖魅猫鬼，病人不肯言鬼方。鹿角屑搗散，以水服方寸匕，即言實也。

【校注】

1. 無漸：謂突然發生。

2. 鬼排：與“鬼擊”意同。“排”，擊打。

3. 鴨子：鴨蛋。

4. 噀(xùn)：含在口中而噴出。

5. 搨(tà)：同“搨”。撲貼，厚敷。

6. 巫：《外臺秘要》卷二十八《鬼擊方》作“巫覡”。女巫爲巫，男巫爲覡，合稱“巫覡”。亦泛指以裝神弄鬼替人祈禱爲職業的巫師。

7. 擺拂：擊打。“擺”同“捭”，《説文》：“捭，兩手擊也。”《説文》:"拂,過擊也。""拂"又同"攢"。《醫心方》引作"攢"。《集韻》:"攢,擊僕也。"

8. 愆負:過失。按以上四句總謂人遭意外災禍,都因自己有某種過錯。

9. 燕簡輩:《外臺秘要》卷二十八《鬼擊方》引作"周宣燕簡"。按,燕簡據《史記》可能應是燕惠公。周宣公、燕惠公都因自己亂政而最終猝死。輩,"輩"的異體字。

10. 亦不可:四庫本、《外臺秘要》卷二十八《鬼擊方》並作"亦不可療",可從。

治卒魘寐不寤方第五

臥忽不寤,勿以火照,火照之殺人,但痛嚙[1] 其踵及足拇指甲際,而多唾其面,即活。又治之方

末皂角,管吹兩鼻中,即起。三四日猶可吹。又以毛[2] 刺鼻孔中,男左女右,展轉[3] 進之。

又方:以蘆管吹兩耳,并取病人髮二七莖,作繩內鼻孔中,割雄雞冠取血,以管吹入咽喉中,大效。

又方:末竈下黃土,管吹入鼻中。末雄黃并桂,吹鼻中,並佳。

又方:取井底泥,塗目畢,令人垂頭於井中,呼其姓名,即便起也。

又方:取韭搗,以汁吹鼻孔。冬月可掘取根,取汁灌於口中。

又方:以鹽湯飲之,多少約在意。

又方:以其人置地,利刀畫地,從肩起,男左女右,令周面,以刀鋒刺病人鼻,令入一分,急持勿動,其人當鬼

神語求哀[4],乃問,阿誰[5],何故來,當自乞去,乃以指滅[6]向[7]所畫地,當肩頭數寸,令得去,不可不具詰問之也。

又方:以瓦甌覆病人面上,使人疾打破甌,則瘥。

又方:以牛蹄或馬蹄,臨魘人上。亦可治卒死。青牛尤佳。

又方:搗雄黃,細篩,管吹納兩鼻中。桂亦佳。

又方:菖蒲末,吹兩鼻中,又末內舌下。

又方:以甌帶左索縛其肘後,男左女右,用餘稍急絞之,又以麻縛腳,乃詰問其故,約勅[8]解之。令一人坐頭守,一人於戶內[9]呼病人姓名,坐人應曰諾在,便蘇。

卒魘不覺

灸足下大指聚毛中,二十一壯。

人喜魘及惡夢者

取火死灰[10],著履中,合[11]枕。

又方:帶雄黃,男左女右。

又方:灸兩足大指上聚毛中,灸二十壯。

又方:用真麝香一子[12]於頭邊。

又方:以虎頭枕尤佳。

辟魘寐方

取雄黃如棗核,繫左腋下。令人終身不魘寐。

又方:真赤劚[13]方一尺,以枕之。

又方:作犀角枕佳。以青木香內枕中,并帶[14]。

又方:鬼鬼鬼鬼鬼 治卒魘寐久,書此符於紙,燒令黑,以少水和之,內死人口中,懸鑑[15]死者耳前打之,喚死者名,不過半日,即活。

魘臥寐不寤者，皆魂魄外遊，爲邪所執録[16]，欲還未得所。忌火照，火照遂不復入。而有燈光中魘者，是本由明出，但不反身中故耳。

附方

《千金方》治鬼魘不悟。皂莢末刀圭，起死人。

【校注】

1. 嚙（niè）：咬。

2. 毛：《外臺秘要》卷二十八《卒魘方》作“筆毛”。

3. 展轉：反復。

4. 求哀：《外臺秘要》卷二十八《卒魘方》作“求去”，義勝。

5. 阿（ā）誰：疑問代詞。猶言誰，何人。

6. 滅：除去。

7. 向：先前。

8. 約勒：亦作“約敕（勒）”、“約飭”。約束誡飭。按《外臺秘要》卷二十八《卒魘方》無“約勒解之”四字，以下爲另一條。

9. 内：《外臺秘要》卷二十八《卒魘方》作“外”。

10. 取火死灰：《外臺秘要》卷二十八《卒魘方》作“取燒死人灰”。

11. 合：《外臺秘要》卷二十八《卒魘方》作“令”。義長。

12. 用真麝香一子：一子，六醴齋本作“一字”。按古人以銅錢抄取散藥，錢面抄滿藥不滑脱爲一錢匕，取其四分之一爲一字。又《外臺秘要》卷二十八《卒魘方》作“枕麝香一分”。《醫心方》卷十四《治魘不寤方》作“枕真麝香一子”。

13. 罽：同“罽（jì）”，毛織物。

14. 帶：《外臺秘要》卷二十八《卒魘方》作“帶之亦佳”。

15. 鑑：銅鏡。

16. 執録：拘捕收留。

治卒中五尸方第六

五尸者(飛尸、遁尸、風尸、沉尸、尸注也,今所載方兼治之),其狀腹痛,脹急,不得氣息,上衝心胷,旁攻兩脅,或礧塊[1]涌起,或攣引腰脊,兼治之。方

灸乳後三寸,十四壯,男左女右。不止,更加壯數,差。

又方:灸心下三寸,六十壯。

又方:灸乳下一寸,隨病左右,多其壯數,即差。

又方:以四指尖其痛處,下灸指下際數壯,令人痛,上爪其鼻人中,又爪其心下一寸,多其壯,取差。

又方:破雞子白,頓吞之。口閉者,內喉中,搖頓令下[2],立差。

又方:破雞子白,頓吞七枚。不可,再服。

又方:理當陸[3]根,熬,以囊貯,更番熨之,冷復易。雖有五尸之名,其例皆相似,而有小異者(飛尸者,游走皮膚,洞穿藏府,每發刺痛,變作無常也;遁尸者,附骨入肉,攻鑿血脉,每發不可得近,見屍喪、聞哀哭便作也;風尸者,淫躍[4]四肢,不知痛之所在,每發昏恍,得風雪便作也;沉尸者,纏結臟腑,衝心脅,每發絞切,遇寒冷便作也;尸注者,舉身沉重,精神錯雜,常覺惛廢,每節氣改變,輒致大惡。此一條,別有治後熨也)。

凡五尸,即身中屍鬼接引也,共爲病害,經術甚有消滅之方,而非世徒[5]能用,今復撰其經要,以救其敝[6],方

雄黃一兩,大蒜一兩。令相和似彈丸許,內二合熱酒中,服之須臾差。未差,更作。已有癥[7]者,常畜[8]此

32

藥也。

又方：乾薑、桂分等。末之，鹽三指撮，熬令青，末，合水服之，即差。

又方：搗蒺藜子，蜜丸，服如胡豆二丸，日三。

又方：粳米二升，水六升，煑一沸，服之。

又方：豬肪八合，銅器煎，小沸，投苦酒八合，相和，頓服，即差。

又方：掘地作小坎，水滿中，熟攪，取汁服之。

又方：取屋上四角茅，内銅器中，以三尺布覆腹，著器布上，燒茅令熱，隨痛追逐，蹠下⁹痒，即差。若瓦屋，削取四角柱燒之亦得，極大神良者也。

又方：桂一尺，薑一兩，巴豆三枚。合搗末，苦酒和如泥，以傅¹⁰尸處，燥即差。

又方：烏臼根（剉¹¹）二升。煑令濃，去滓，煎汁，凡五升，則入水一兩，服五合至一升，良。

又方：忍冬莖葉（剉）數斛。煑令濃，取汁煎之，服如雞子一枚，日二三服，佳也。

又方：燒亂髮，熬杏人等分¹²。搗膏，和丸之，酒服，桐子大三丸，日五六服。

又方：龍骨三分，藜蘆二分，巴豆一分。搗，和井花水¹³，服如麻子大，如法丸。

又方：漆葉暴乾。搗末，酒服之。

又方：鼉¹⁴肝一具。熟煑，切，食之令盡，亦用蒜虀¹⁵。

又方：斷鼉頭，燒末，水服，可分爲三度，當如肉者，不盡，後發更作。

又方:雄黄一分,栀子十五枚,芍藥一兩。水三升,煑取一升半,分再服。

又方:栀子二七枚,燒末服。

又方:乾薑、附子各一兩,桂二分,巴豆三十枚(去心,並生用)。搗篩,蜜和,搗萬杵,服二丸,如小豆大。此藥無所不治。

又,飛尸入腹刺痛死方

凡犀角、射罔[16]、五注丸,並是好藥,別在大方中。

治卒有物在皮中,如蝦蟆[17],宿昔下入腹中,如杯[18]不[19],動搖掣痛不可堪,過數日即殺人。方

巴豆十四枚,龍膽一兩,半夏、土瓜子各一兩,桂一斤半。合搗碎,以兩布囊貯,蒸熱,更番[20]以熨之,亦可煑飲,少少服之。

此本在雜治中,病名曰陰尸,得者多死。

【校注】

1. 礌塊:亦作"累塊",指有形物塊。

2. 口閉者內喉中搖頓令下:《外臺秘要》卷十三《五屍方》作"困者搖頭令下"。義長。"頓"當作"頭"。

3. 當陸:即"商陸"。

4. 淫躍:皮膚肢體麻木痛癢貌。

5. 世徒:指一般人。

6. 敝:同"弊"。弊病,弊端。

7. 瘎(chèn):即"疢","疹"之俗字。此處借作"疢",指疾病。

8. 畜:同"蓄"。儲存。

9. 蹠(zhí)下:腳底。

10. 傅：敷藥。後作"敷"。

11. 剉：鍘切；碎切。

12. 等分：義同"分等"。諸藥分量相同。

13. 井花水：亦作"井華水"。每日清晨水井中打出的第一桶水。《本草綱目·井泉水》引汪穎曰："井水新汲，療病利人。平旦第一汲，爲井華水，其功極廣，又與諸水不同。"

14. 鼉（tuó）：揚子鰐。

15. 韲（jī）：同"齏"，碎切的菜。

16. 射罔：中藥名。草烏頭或其煎汁。此指烏頭丸。

17. 蝦蟆：即蟾蜍。今習作"蛤蟆"。

18. 桮：同"杯"。

19. 不：《諸病源候論》卷二十三《陰屍候》作"大"，可從。

20. 更番：輪番，分次。

治尸注鬼注方第七

尸注、鬼注病者，葛云即是五屍之中尸注，又挾諸鬼邪爲害也。其病變動，乃有三十六種至九十九種，大略使人寒熱、淋瀝[1]、怳怳默默[2]，不的[3]知其所苦，而無處不惡，累年積月，漸就頓滯[4]，以至於死，死後復傳之旁人，乃至滅門。覺知此候者，便宜急治之。方

取桑樹白皮，曝乾，燒爲灰，得二斗許，著甑中蒸，令氣浹[5]便下，以釜中湯三四斗，淋之又淋，凡三度，極濃止，澄清，取二斗，以漬赤小豆二斗一宿，曝乾，乾復漬灰，汁盡止。

乃濕蒸令熟，以羊肉若鹿肉作羹，進此豆飯，初食一升至二升，取飽滿。微者三四斗愈，極者七八斗。病去時，體中自覺疼痒淫淫[6]。或若根本不拔，重爲之，神

驗也。

又方：桃人五十枚，破研，以水煑取四升，一服盡當吐。吐病不盡，三兩日更作。若不吐，非注。

又方：杜蘅一兩，莖[7]一兩，人參半兩許，瓠子[8]二七枚，松蘿六銖，赤小豆二七枚。搗末散，平旦[9]溫服方寸匕，晚當吐百種物。若不盡，後更服之也。

又方：獺肝一具，陰乾，搗末，水服方寸匕，日三。一具未差，更作。姚[10]云神良。

又方：朱砂、雄黃各一兩，鬼臼、莔草各半兩，巴豆四十枚（去心、皮），蜈蚣兩枚。搗，蜜和丸，服如小豆，不得下，服二丸，亦長將行之。姚氏燒髮灰、熬杏人紫色分等，搗如脂，豬脂和，酒服梧桐子大，日三服，差。

又有華佗狸骨散、龍牙散、羊脂丸諸大藥等，並在大方中，及成帝所受淮南丸，並療痓易[11]滅門。

女子[12]小兒多注車注船[13]，心悶亂，頭痛，吐，有此痓[14]者，宜辟方

車前子、車下李根皮、石長生、徐長卿各數兩，分等。麤[15]搗，作方囊，貯半合，繫衣帶及頭；若注船，下暴慘，以和此共帶之；又臨入船，刻取此船，自燒作屑，以水服之。

附方

《子母秘録》治尸注。燒亂髮，如雞子大，爲末，水服之，差。

《食醫心鏡》主傳尸鬼氣[16]、咳嗽、疻癖[17]、注氣、血氣不通、日漸羸瘦。方：桃人一兩，去皮尖，杵碎。以水一升半煑汁，著米煑粥，空心食之。

【校注】

1. 淋瀝：原指小便滴瀝不爽或水液滴落貌，引申指遷延不愈。

2. 怳(huǎng)怳默默：《諸病源候論》卷二十三《屍注候》、《外臺秘要》卷十三《屍疰方》、《醫心方》卷十四《治諸屍方》並作"沉沉嘿嘿"。怳怳，同"恍恍"，恍惑迷亂，神志不清。

3. 的：確實。

4. 頓滯：困頓滯重。謂病重臥床。

5. 浹：滿。

6. 淫淫：皮下游走性痛癢貌。

7. 莖：《普濟方》卷二三七《尸疰》此下有"豉"字，"莖"屬上，爲量詞，可參。

8. 瓠(hù)子：瓠瓜的種子。

9. 平旦：清晨。古時段名。

10. 姚：北周醫家姚僧垣(498—583)，曾任梁代太醫正，撰有《集驗方》13卷，原書已佚，其內容散見於《外臺秘要》等後世醫書。

11. 疰易：指勞瘵(類似現代結核病)一類傳染病。

12. 女子：原連屬上文。據文意分段。

13. 注車注船：即暈車暈船。

14. 疹：同"疢"，疾病。

15. 麤：同"粗"。

16. 傳尸鬼氣：指勞瘵(類似現代結核病)一類傳染病。

17. 痃癖：古病名，以臍腹或脅肋部有痞塊爲主症。

治卒心痛方第八

治卒心痛[1]

桃白皮煑汁。宜空腹服之。

又方：桂末若[2]乾薑末，二藥並可單用，溫酒服方寸匕,須臾六七服,差。

又方:驢矢,絞取汁五六合,及熱頓服,立定。

又方:東引桃枝一把,切,以酒一升,煎取半升,頓服,大效。

又方:生油半合,溫服,差。

又方:黃連八兩,以水七升,煑取一升五合,去滓,溫服五合,每日三服。

又方:當户³以坐,若男子病者,令婦人以一杯水以飲之;若婦人病者,令男子以一杯水以飲之,得新汲水尤佳。又,以蜜一分,水二分,飲之益⁴良也。

又方:敗布裹鹽如彈丸,燒令赤,末,以酒一盞服之。

又方:煑三沸湯一升,以鹽一合攪,飲之。若無火作湯,亦可用水。

又方:閉氣忍之數十度,并以手大指按心下宛宛中,取愈。

又方:白艾(成熟者)三升,以水三升,煑取一升,去滓,頓服之。若爲客氣⁵所中者,當吐之⁶虫物。

又方:苦酒一杯,雞子一枚,著中合攪,飲之。好酒亦可用。

又方:取竈下熱灰,篩去炭,分以布囊貯,令灼灼爾⁷。便更番以熨痛上,冷,更熬熱。

又方:蒸大豆,若煑之,以囊貯,更番熨痛處,冷復易之。

又方:切生薑若乾薑半升。以水二升,煑取一升。去滓,頓服。

又方:灸手中央長指端,三壯。

又方:好桂,削去皮,搗篩,温酒服三方寸匕。不差者,須臾可六七服。無桂者,末乾薑佳。

又方:横度病人口,折之以度心厭下[8],灸度頭三壯。

又方:畫地作五行字,撮中央土,以水一升,攪飲之也。

又方:吳茱萸二升,生薑四兩,豉一升。酒六升,煮三升半。分三服。

又方:人參、桂心、梔子(擘)、甘草(炙)、黃芩各一兩。水六升,煮取二升,分三服,奇效。

又方:桃人七枚,去皮尖,熟,研,水合頓服,良。亦可治三十年患。

又方:附子二兩(炮),乾薑一兩。搗,蜜丸,服四丸,如梧子大,日三[9]。

又方:吳茱萸一兩半,乾薑准上,桂心一兩,白术二兩,人參、橘皮、椒(去閉[10]口及子、汗[11])、甘草(炙)、黃芩、當歸、桔梗各一兩,附子一兩半(炮)。搗篩,蜜和爲丸,如梧子大。日三,稍加至十丸、十五丸,酒飲下,飯前食後任意,效驗。

又方:桂心八兩,水四升,煮取一升。分三服。

又方:苦參三兩,苦酒升半,煮取八合,分再服,亦可用水。無煮者,生亦可用。

又方:龍膽四兩,酒三升,煮取一升半。頓服。

又方:吳茱萸五合,桂一兩。酒二升半,煎取一升,分二服,效。

又方:吳茱萸二升,生薑四兩,豉一升。酒六升,煮取二升半,分爲三服。

又方：白雞一頭，治之如食法，水三升，煑取二升，去雞煎汁，取六合，内苦酒六合，入真珠[12]一錢[13]，復煎取六合，内末麝香如大豆二枚，頓服之。

又方：桂心、當歸各一兩，栀子十四枚。搗爲散，酒服方寸匕，日三五服。亦治久心病發作有時節者也。

又方：桂心二兩，烏頭一兩。搗篩，蜜和爲丸。一服如梧子大三丸，漸加之。

暴得心腹痛如刺方

苦參、龍膽各二兩，升麻、栀子各三兩。苦酒五升，煑取二升，分二服。當大吐，乃差。

治心疝[14]發作有時，激痛難忍方

真射罔[15]、吳茱萸分等。搗末，蜜和丸，如麻子。服二丸，日三服。勿喫熱食。

又方：灸心鳩尾下一寸，名巨闕，及左右一寸，並百壯。又與物度頸及度脊，如之，令正相對也，凡灸六處。

治久患常痛，不能飲食，頭中疼重方

烏頭六分，椒六分，乾薑四分。搗末，蜜丸。酒飲服，如大豆四丸，稍加之。

又方：半夏五分，細辛五分，乾薑二分，人參三分，附子一分。搗末，苦酒和丸，如梧子大。酒服五丸，日三服。

治心下牽急懊痛方

桂三兩，生薑三兩，枳實五枚。水五升，煑取三升，分三服。亦可加术二兩、膠飴半斤。

治心肺傷動冷痛方

桂心二兩，豬腎二枚。水八升，煑取三升。分三服。

又方：附子二兩，乾薑一兩。蜜丸，服四丸，如梧子大，日三服。

治心痹[16]心痛方

蜀椒一兩（熬令黃），末之，以狗心血丸之，如梧子。服五丸，日五服。

治心下堅痛，大如椀[17]，邊如旋柈[18]，名爲氣分，飲水所結。方

枳實七枚（炙），朮三兩。水一斗，煮取三升。分爲三服。當稍軟也。

若心下百[19]結積，来去痛者，方

吳茱萸（末）一升，真射罔如彈丸一枚。合搗，以雞子白和丸，丸如小豆大。服二丸，即差。

治心痛多唾，似有虫，方

取六畜心，生切作十四臠[20]，刀縱橫各割之，以真丹一兩，粉肉[21]割中，旦悉吞之，入雄黃、射香，佳。

饑而心痛者，名曰饑疝。

龍膽、附子、黃連分等。搗篩，服一錢匕，日三度服之。

附方

《藥性論》主心痛、中惡或連腰臍者。鹽如雞子大，青布裹，燒赤，內酒中。頓服，當吐惡物。

《拾遺·序》延胡索止心痛，末之，酒服。

《聖惠方》治久心痛，時發不定，多吐清水，不下飲食。以雄黃二兩，好醋二升，慢火煎成膏，用乾蒸餅[22]丸如梧桐子大。每服七丸，薑湯下。

又方：治九種心痛妨悶[23]。用桂心一分，爲末，以酒

肘後備急方 卷一

一大盞，煎至半盞，去滓，稍熱服，立效。

又方：治寒疝心痛，四肢逆冷，全不飲食。用桂心二兩，爲散。不計時候，熱酒調下一錢匕。

《外臺秘要》治卒心痛。乾薑爲末，水飲調下一錢。

又方：治心痛。當歸爲末，酒服方寸匕。

又，《必效》治蜎心痛[24]。熊膽如大豆，和水服，大效。

又方：取鰻鱺魚，淡炙令熟，與患人食一二枚，永差，飽食彌佳。

《經驗方》治四十年心痛不差。黍米淘汁。温服，隨多少。

《經驗後方》治心痛。薑黃一兩，桂穰三兩。爲末，醋湯下一錢匕。

《簡要濟衆》治九種心痛及腹脅積聚滯氣。筒子乾漆[25]二兩。搗碎，炒煙出，細研，醋煮，麵糊和丸如梧桐子大。每服五丸至七丸，熱酒下，醋湯亦得，無時服。

《姚和衆[26]》治卒心痛。郁李人三七枚，爛嚼，以新汲水下之，飲温湯尤妙。須臾痛止，却[27]煎薄鹽湯[28]熱呷之。

《兵部手集》治心痛不可忍，十年五年者，隨手效。以小蒜釅醋[29]煮，頓服之，取飽，不用著鹽。

【校注】

1. 卒心痛：突發心胸痛。按古稱心痛包括真心痛、胃痛、心絞痛及其他上腹痛。

2. 若：或者。

3. 當户：對著門。户，門。

肘後備急方　卷一

42

4. 益:更。

5. 客氣:外來之邪氣。

6. 之:六醴齋本作"出",義勝。

7. 灼灼爾:熱貌。

8. 心厭下:即劍突下。

9. 日三:六醴齋本作"日三服"。

10. 閖:同"閉"。四庫本作"閉"。

11. 汗:謂烤出藥物中水分。

12. 真珠:蚌珠。按,疑當作"真朱",即朱砂。

13. 一錢:似當作"一錢匕"。

14. 心疝:古病名。證見腹部疼痛隆起、氣上沖心等。

15. 真射罔:此指烏頭。

16. 心痹:古病名。證見胸中窒悶、氣喘心痛等。

17. 椀:同"碗"。

18. 柈:同"盤"。盤子。

19. 百:當爲"有"之誤。六醴齋本正作"有"。

20. 臠:肉塊。

21. 肉:四庫本作"内",《外臺秘要》卷七《多唾停飲心痛方》
附校同,"内"同"納",當從。

22. 蒸餅:饅頭。

23. 妨悶:同"煩悶"。

24. 蜎心痛:當作"悁心痛",憂悶心痛。

25. 筒子乾漆:以竹筒承取漆樹汁凝成的乾漆片。

26. 姚和衆:《新唐書·藝文志》載:"《姚和衆童子秘訣》三
卷,又《衆童延齡至寶方》十卷。"後世目録學文獻或記其名爲"姚
和"。原書已佚。

27. 却:再。

28. 薄鹽湯:謂淡鹽水。

29. 釅醋:濃醋。

治卒腹痛方第九

治卒腹痛。方

書舌上作風字,又畫紙上作兩蜈蚣相交,吞之。

又方:搗桂末,服三寸匕。苦酒、人參、上好乾薑亦佳。

又方:粳米二升,以水六升,煮二七沸,飲之。

又方:食鹽一大把。多飲水送之,忽當吐,即差。

又方:掘土作小坎,水滿坎中,熟攪取汁,飲之。

又方:令人騎其腹,溺臍中。

又方:米粉一升,水二升,和飲。

又方:使病人伏臥,一人跨上,兩手抄舉其腹,令病人自縱重輕舉抄之,令去床三尺許,便放之,如此二七度止,拈取其脊骨皮深取痛引[1] 之,從龜尾至頂乃止。未愈,更為之。

又方:令臥枕高一尺許,拄膝使腹皮蹴[2] 氣入胷,令人抓其臍上三寸便愈。能乾咽吞氣數十遍者彌佳。此方亦治心痛,此即伏氣。

治卒得諸疝,小腹及陰中相引,痛如絞,自汗出欲死。方

搗沙參末,篩,服方寸匕,立差。

此本在雜治中,謂之寒疝,亦名陰疝,此治不差,可服諸利丸下之,作走馬湯亦佳。

治寒疝腹痛,飲食下,唯不覺其流行。方

椒二合,乾薑四兩。水四升,煮取二升,去滓,內飴一斤,又煎取半分,再服,數數服之。

又方:半夏一升,桂八兩,生薑一升。水六升,煑取二升,分爲三服。

治寒疝來去[3],每發絞痛。方

吳茱萸三兩,生薑四兩,豉二合。酒四升,煑取二升。分爲二服。

又方:附子一枚,椒二百粒,乾薑半兩,半夏十枚,大棗三十枚,粳米一升。水七升,煑米熟,去滓,一服一升,令盡。

又方:肉桂一斤,吳茱萸半升。水五升,煑取一升半,分再服。

又方:牡蠣、甘草、桂各二兩。水五升,煑取一升半,再服。

又方:宿烏雞[4] 一頭(治如食法),生地黃七斤。合細剉之,著甑蔽[5] 中蒸,銅器承。須取汁,清旦[6] 服,至日晡[7] 令盡。其間當下諸寒癖訖,作白粥漸食之。久疝者,下三劑。

附方

《博濟方》治冷熱氣不和,不思飲食,或腹痛疠[8] 刺。山梔子、川烏頭等分。生搗爲末,以酒糊丸如梧桐子大。每服十五丸,炒生薑湯下。如小腸氣痛,炒茴香、葱、酒任下二十丸。

《經驗方》治元藏氣發,久冷腹痛虛瀉。應急大效玉粉丹。

生硫黃五兩,青鹽一兩。已上袞[9] 細研,以蒸餅爲丸如菉豆大。每服五丸,熱酒空心服,以食壓之。

《子母秘録》治小腹疼,青黑,或亦不能喘。

苦參一兩。醋一升半，煎八合，分二服。

《聖惠方》治寒疝，小腹及陰中相引痛，自汗出。

以丹參一兩，杵爲散。每服熱酒調下二錢匕，佳。

【校注】

1. 痛引：謂極度拉伸。

2. 踧：通"蹙"。逼迫。

3. 來去：謂疾病時發時止。

4. 宿烏雞：指老烏雞。宿，年歲多的。

5. 甑蔽：甑中蒸食物用的隔屜。此指蒸飯之具。

6. 清旦：同"平旦"，清晨時分。

7. 日晡：時段名。下午三至五時許。

8. 疞(jiǎo)：絞痛。即後世"絞"字。

9. 衮：同"滾"，翻轉。

治心腹俱痛方第十

治心腹俱脹痛，短氣欲死或已絕。方

取梔子十四枚，豉七合。以水二升，先煑豉，取一升二合，絞去滓，內梔子，更煎取八合，又絞去滓，服半升；不愈者，盡服之。

又方：浣小衣[1]，飲其汁一二升，即愈。

又方：桂二兩（切），以水一升二合，煑取八合，去滓，頓服。無桂者，著乾薑亦佳。

又方：烏梅二七枚，以水五升，煑一沸，內大錢二七枚，煑得二升半，強人可頓服，羸人可分爲再服，當下便愈。

又方：茱萸一兩，生薑四兩，豉三合。酒四升，煑取二升,分爲三服,即差。

又方:乾薑一兩,巴豆二兩。搗,蜜丸。一服如小豆二丸,當吐下,差。

治心腹相連常脹痛。方

狼毒二兩,附子半兩。搗篩,蜜丸如梧子大。日一服一丸;二日二丸;三日後,服三丸;再一丸,至六日服三丸。自一至三² 以常服,即差。

又方:吳茱萸一合,乾薑四分,附子、細辛、人參各二分。搗篩,蜜丸如梧子大。服五丸,日三服。

凡心腹痛,若非中惡、霍亂,則是皆宿結冷熱所爲,今此方可採以救急。差後,要作諸大治³,以消其根源也。

附方

《梅師方》治心腹脹,堅痛,悶不安,雖未吐下欲死。以鹽五合,水一升,煎令消,頓服,自吐下,食出即定,不吐更服。

《孫真人方》治心腹俱痛。以布裹椒薄⁴ 注上火熨,令椒汗出,良。

《十全方》心脾痛。以高良薑(細剉,炒)杵末,米飲調下一錢匕,立止。

【校注】

1. 小衣:內褲。

2. 自一至三:謂一日服一丸,二日服二丸,三日服三丸。其後每三日爲一周期依此例變化。

3. 大治:指相對於"救急"法更爲複雜的治法。也就是"大方"。

4. 薄:通"傅",敷藥。後世作"敷"。

治卒心腹煩滿方第十一

治卒心腹煩滿[1]，又胷脇痛[2]欲死。方

以熱湯令灼灼爾[3]，漬手足，復易[4]。秘方。

又方：青布方寸，鹿角三分，亂髮灰二錢匕。以水二升，煑令得一升五合，去滓，盡服之。

又方：剉薏苡根，濃煑取汁，服三升。

又方：取比輪錢[5]二十枚，水五升，煑取三沸，日三服。

又方：搗香菜[6]汁，服一二升。水煑乾薑亦佳。

又方：即用前心痛支子豉湯[7]法，差。

又方：黃芩一兩，杏人二十枚，牡蠣一兩。水三升，煑取一升，頓服。

治厥逆煩滿常欲嘔。方

小草[8]、桂、細辛、乾薑、椒各二兩，附子二兩（炮）。搗，蜜和丸，服如桐子大四丸。

治卒吐逆。方

灸乳下一寸，七壯，即愈。

又方：灸兩手大拇指內邊爪後第一文頭各一壯。又，灸兩手中央長指爪下一壯，愈。

此本雜治中，其病亦是痰壅霍亂之例，兼宜依霍亂條法治之。人卒在此上條[9]患者亦少，皆因他病兼之耳。或從傷寒未復，或從霍亂吐下後虛燥，或是勞損服諸補藥痞滿，或觸寒熱邪氣，或食飲惱[10]毒，或服藥失度，並宜各循其本源爲治，不得專用此法也。

附方

《千金方》治心腹脹，短氣。以草豆蔻一兩，去皮，爲末。以木瓜生薑湯下半錢。

《斗門方》治男子女人久患氣脹心悶，飲食不得，因食不調，冷熱相擊，致令心腹脹滿，方：厚朴，火上炙令乾，又蘸薑汁炙，直待焦黑爲度。搗篩，如麪。以陳米飲調下二錢匕，日三服，良。亦治反胃、止瀉，甚妙。

《經驗方》治食氣遍身黃腫，氣喘，食不得，心胷滿悶。

不蛀皂角（去皮子，塗好醋，炙令焦，爲末）一錢匕，巴豆七枚（去油膜）。二件以淡醋及研好墨爲丸，如麻子大。每服三丸，食後陳橘皮湯下，日三服，隔一日增一丸，以利爲度。

如常服，消酒食。

《梅師方》治腹滿不能服藥。

煨生薑，綿裹，内下部中，冷即易之。

《聖惠方》治肺藏壅熱煩悶。

新百合四兩，蜜半盞，和蒸令軟，時時含一棗大，嚥津[11]。

【校注】

1. 煩滿：同"煩懣"，後世作"煩悶"。

2. 又智脇痛：當作"又智脇痛"，即胸肋牽扯疼痛。

3. 灼灼爾：熱貌。

4. 復易：《醫心方》卷六《治心腹脹滿方》引作"冷復易"，義長，當從。

5. 比輪錢：三國東吳孫權稱帝后，曾先後鑄造"大泉當千"、"大泉二千"、"大泉五千"，這種直徑較大的錢被稱爲"比輪錢"，謂其"大如車輪"。

6. 香菜:《醫心方》卷六《治心腹脹滿方》作"香菜",即香薷。

7. 支子豉湯:指上篇第一方。方用梔子、豉二味。支子,即梔子。

8. 小草:遠志的小苗。

9. 人卒在此上條:《外臺秘要》卷七《卒心腹脹滿方》作"人平居有"四字。

10. 恊:通"挾"。夾帶。

11. 津:汁液。

治卒霍亂諸急方第十二

凡所以得霍亂者，多起飲食，或飲食生冷雜物。以肥膩酒鱠，而當風履濕，薄衣露坐或夜臥失覆[1] 之所致。

初得之，便務令煖，以炭火布其所臥下，大熱減之。又，並蒸被絮若衣絮自苞[2]，冷易熱者。亦可燒地，令熱水沃[3]，敷薄布席[4]，臥其上，厚覆之。亦可作灼灼爾熱湯著甕中，漬足，令至膝；并銅器[5] 貯湯，以著腹上，衣藉之，冷復易。亦可以熨斗貯火著腹上。如此而不淨者，便急灸之，但明案[6] 次第，莫爲亂灸。須有其病，乃隨病灸之。未有病莫預灸。灸之雖未即愈，要萬不復死矣。莫以灸不即[7] 而止。灸霍亂，艾丸苦不大[8]，壯數亦[9] 不多，本方言七壯，爲[10] 可四五十[11]，無不便火下得活。服舊方，用理中丸及厚朴大豆豉通脈半夏湯。先輩所用藥皆難得，今但疏良灸之法及單行[12] 數方，用之有效，不減於貴藥。已死未久者，猶可灸。

餘藥乃可難備，而理中丸、四順厚朴諸湯，可不預合，每向秋月，常買自隨。

卒得霍亂，先腹痛者

灸臍上，十四壯。名太倉，在心厭下四寸，更度之。

先洞下者

灸臍邊一寸，男左女右，十四壯，甚者至三十四十壯。名大腸募。洞者，宜瀉。

先吐者

灸心下一寸，十四壯。又，并治下痢不止、上氣，灸五十壯。名巨闕，正心厭尖頭下一寸是也。

先手足逆冷者

灸兩足內踝上一尖骨[13]是也，兩足各七壯，不愈加數。名三陰交，在內踝尖上三寸是也。

轉筋者

灸蹷[14]心當拇指大聚筋上，六七壯，名涌泉。又，灸足大指下約中一壯，神驗。

又方：灸大指上爪甲際，七壯。

轉筋入腹痛者

令四人捉手足，灸臍左二寸，十四[15]，灸股中大筋上去陰一寸。

若啘[16]者

灸手腕第一約理[17]中，七壯。名心主，當中指。

下利不止者

灸足大指本節內側寸白肉際[18]，左右各七壯，名大都。

乾嘔者

灸手腕後三寸兩筋間是，左右各七壯。名間使。若正厥嘔絕，灸之便通。

《小品方》起死，吐且下利者

灸兩乳，連黑外近腹白肉際，各七壯，亦可至二七壯。

若吐止而利不止者

灸臍一夫納[19]中，七壯，又云臍下一寸，二七壯。

若煩悶湊滿[20]者

灸心厭下三寸，七壯，名胃管。

又方：以鹽內臍中，上灸[21]二七壯。

若遶[22]臍痛急者

灸臍下三寸三七壯，名關元，良。

治霍亂神秘起死灸法

以物橫度病人人中[23]，屈之從心鳩尾飛度[24]以下
灸。先灸中央畢，更橫灸左右也。又灸脊上，以物圍
令正當心厭。又夾脊左右一寸，各七壯，是腹背各灸
三處也。

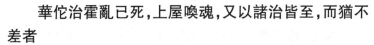

**華佗治霍亂已死，上屋喚魂，又以諸治皆至，而猶不
差者**

捧病人腹[25]臥之，伸臂對，以繩度兩頭肘尖頭[26]，依
繩下夾背脊大骨宂[27]中，去脊各一寸，灸之百壯。不治
者[28]，可灸肘椎。已試數百人，皆灸畢即起坐。佗以此
術傳子孫，代代皆秘之。

右此前並是灸法。

治霍亂心腹脹痛，煩滿短氣，未得吐下。方

鹽二升，以水五升，煮取二升，頓服，得吐愈。

又方：生薑若乾薑一二升，㕮咀，以水六升，煮三沸，
頓服。若不即愈，更可作。無新藥，煮滓亦得。

又方：飲好苦酒三升，小老、羸者，可飲一二升。

又方：溫酒一二升，以蠟如彈丸一枚，置酒中，消乃

飲。無蠟，以鹽二方寸匕代，亦得。

又方：桂屑半升，以煖飲二升和之，盡服之。

又方：濃煮竹葉湯五六升，令灼已轉筋處。

又方：取楠若樟木（大如掌者），削之，以水三升，煮三沸，去滓，令灼之也。

又方：服乾薑屑三方寸匕。

又方：取蓼若葉，細切二升，水五升，煮三沸，頓服之。煮乾蘇若生蘇汁，即亦佳。

又方：小蒜一升，咬咀，以水三升，煮取一升，頓服之。

又方：以煖湯漬小蒜五升許，取汁服之，亦可。

又方：以人血合丹服，如梧子大，二丸。

又方：生薑一斤，切，以水七升，煮取二升，分爲三服。

又方：取賣解家[29]机上垢，如雞子大，温酒服之，差。

又方：飲竹瀝少許，亦差。

又方：乾薑二兩，甘草二兩，附子一兩。水三升，煮取一升，内豬膽一合相和，分爲三服。

又方：蘆蓬茸一大把，濃煮，飲二升，差。

若轉筋，方

燒鐵令赤，以灼踵白肉際上近後，當縱鐵，以隨足爲留停[30]，令成瘡，兩足皆爾，須臾間，熱入腹，不復轉筋，便愈。可脱刀燒蝦尾用之，即差。

又方：煮苦酒三沸以摩之，合少粉尤佳。以絮胎縛，從當膝下至足[31]。

又方：燒栀子二七枚，研末服之。

又方:桂,半夏等分,末,方寸匕,水一升和,服之差。

又方:生大豆屑,酒和服,方寸匕。

又方:燒蜈蚣膏,傅之即差。

若轉筋入腸[32]中,如欲轉者

取雞矢白一寸[33],水六合,煑三沸,頓服之,勿令病者知之。

又方:苦酒煑衣絮,絮中令溫,從轉筋處裹之。

又方:燒編薦索[34]三撮,仍酒服之,即差。

又方:釜底黑末,酒服之,差。

若腹中已轉筋者

當倒擔病人頭在下,勿使及地,腹中平乃止。

若兩臂腳[35]及胷脇轉筋

取鹽一升半,水一斗,煑令熱灼灼爾,漬手足;在胷脇者,湯洗之。轉筋入腹中,倒擔病人,令頭在下,腹中平乃止。若極[36]者,手引陰[37],陰縮必死,猶在,倒擔之,可活耳。

若注痢不止,而轉筋入腹欲死

生薑一兩累[38],擘破,以酒升半,煑合三四沸,頓服之,差。

治霍亂吐下後心腹煩滿。方

梔子十四枚,水三升,煑取二升,內豉七合,煑取一升,頓服之。嘔者,加橘皮二兩。若煩悶,加豉一升,甘草一兩,蜜一升,增水二升,分爲三服。

治霍亂煩躁,臥不安穩,方

葱白二十莖,夫[39]棗二十枚。水三升,煑取二升,頓服之。

治霍亂吐下後，大渴多飲則殺人，方

以黃米五升，水一斗煑之，令得三升，清澄，稍稍飲之，莫飲餘物也。

崔氏云理中丸方

甘草三兩，乾薑、人參、白术各一兩。搗下篩，蜜丸如彈丸。覺不住[40]，更服一枚，須臾不差，仍溫湯一斗，以糜肉中服之，頻頻三五度，令差。亦可用酒服。

四順湯，治吐下腹乾嘔，手足冷不止

乾薑、甘草、人參，附子各二兩。水六升，煑取三升半，分爲三服。若下不止，加龍骨一兩。腹痛甚，加當歸二兩。《胡洽》用附子一枚，桂一兩。人霍亂亦不吐痢，但四支脉沉，肉冷汗出渴者，即差。

厚朴湯，治煩嘔腹脹

厚朴四兩（炙），桂二兩，枳實五枚（炙），生薑三兩。以水六升，煑取二升，分爲三服。

凡此湯四種，是霍亂諸患皆治之，不可不合也。霍亂若心痛尤甚者，此爲挾毒，兼用中惡方治之。

附方

孫真人治霍亂。

以胡椒三四十粒，以飲吞之。

《斗門方》治霍亂。

用黃杉木劈開作片一握，以水濃煎一盞服之。

《外臺秘要》治霍亂煩躁。

燒亂髮如雞子大，鹽湯三升，和服之。不吐，再服。

又方：治霍亂腹痛吐痢。

取桃葉三升，切，以水五升，煑取一升三合，分溫

二服。

《梅師方》治霍亂心痛，利，無汗。

取梨葉枝一大握，水二升，煎取一升服。

又方：治霍亂後，煩躁，臥不安穩。

葱白二十莖，大棗二十枚。以水三升，煎取二升，分服。

《兵部手集》救人霍亂頗有神效。

漿水（稍酸味者）煎乾薑屑，呷[41]之。夏月腹肚不調，煎呷之，差。

《孫用和》治大瀉霍亂不止。

附子一枚，重七錢，炮，去皮臍，爲末，每服四錢，水兩盞，鹽半錢，煎取一盞，溫服立止。

《集效方》治吐瀉不止，或取轉，多四肢發厥，虛風，不省人事，服此，四肢漸暖，神識便省。

回陽散：天南星爲末，每服三錢，入京棗三枚，水一盞半，同煎至八分，溫服。未省再服。

《聖惠方》治霍亂轉筋垂死。

敗蒲席一握，細切，漿水一盞，煑汁，溫溫頓服。

又方：治肝虛轉筋。

用赤蓼莖葉，切，三合，水一盞，酒三合，煎至四合，去滓，溫分二服。

又方：治肝風虛轉筋入腹。

以鹽半斤，水煑少時，熱漬之，佳。

《孫尚藥》治脚轉筋，疼痛攣急者。

松節一兩（細剉如米粒），乳香一錢。右件藥，用銀石器內慢火炒令焦，只留三分性，出火毒，研細，每服一

錢至二錢,熱木瓜酒調下。應時筋病皆治之。·

《古今録驗》方治霍亂轉筋。

取蓼一手把,去兩頭,以水二升半,煑取一升半,頓
服之。

【校注】

1. 失覆:露出被蓋。

2. 苞:通"包"。包裹。

3. 沃:澆灌。

4. 敷薄布席:《醫心方》卷第十一《治霍亂方》作"敷蔣席"。
義勝。蔣席,爲蔣草所織之席。

5. 銅器:《醫心方》卷第十一《治霍亂方》此下有"若瓦器"三字。

6. 案:通"按"。

7. 即:四庫本作"即愈",當從補。

8. 苦不大:六醴齋本作"不用大",義相反。

9. 亦:據文意當作"亦苦"。

10. 爲:或。

11. 十:《醫心方》卷第十一《治霍亂方》作"壯",義長。

12. 單行:用單味藥的方子。

13. 一尖骨:藍川慎認爲:"恐'一夫骨際中也'誤。"可參。
《醫心方》卷十一《治霍亂手中冷方》作"一夫"。

14. 蹠:《醫心方》卷第十一《治霍亂轉筋方》作"蹠",當從。蹠,
脚掌。《外臺秘要》卷三十八《石發後變霍亂及轉筋方》作"脚"。

15. 十四:四庫本下有"壯"字,當據補。

16. 呝(yuě):同"噦"。乾嘔。

17. 約理:約紋。關節内側的紋理。

18. 寸白肉際:《外臺秘要》卷六《霍亂雜灸法》作"一寸白肉
際",義長。

19. 臍一夫納：《醫心方》卷十一《治霍亂下利不止方》作"臍下一夫約"，義長。一夫，中醫針灸用長度單位。以四指合併，第二指節橫寬爲一夫。

20. 湊滿：（氣）會聚脹滿。湊，聚合。

21. 上灸：《外臺秘要》卷六《霍亂雜灸法》、《醫心方》卷十一《治霍亂心腹脹滿方》並作"灸上"，較是。

22. 遶：同"繞"。

23. 人中：《醫心方》卷十一《治霍亂欲死方》、《外臺秘要》卷六《霍亂雜灸法》並作"口中"，是。

24. 飛度："飛"字疑衍。《外臺秘要》卷六《霍亂雜灸法》、《醫心方》卷十一《治霍亂欲死方》無"飛"字。

25. 腹：《外臺秘要》卷六《霍亂雜灸法》、《醫心方》卷十一《治霍亂心腹脹滿方》並作"覆"，義長。

26. 兩頭肘尖頭：上"頭"字衍。《外臺秘要》卷六《霍亂雜灸法》無此字。《醫心方》卷十一《治霍亂欲死方》作"兩肘頭"。

27. 宍：四庫本作"穴"，《外臺秘要》卷六《霍亂雜灸法》作"空"，《醫心方》卷十一《治霍亂欲死方》无此字，並可通。

28. 不治者：《外臺秘要》卷六《霍亂雜灸法》作"無不活者"，當從。

29. 賣解家：指表演雜技的人。

30. 當縱……留停：似指將烙鐵浮動於足部熱灼。"縱鐵"，《普濟方》卷二百三作"從鐵"。

31. 以絮……至足：《外臺秘要》卷六《霍亂轉筋方》作："又以綿纏膝，下至足。""從當"二字似當乙作"當從"。

32. 腸：《外臺秘要》卷六《霍亂轉筋方》、《醫心方》卷十一《治霍亂轉筋方》並作"腹"。

33. 一寸：《外臺秘要》卷六《霍亂轉筋方》作"一方寸匕"。較是。

34. 編薦索：編墊席的繩。

35. 脚:小腿。

36. 極:疲倦。《外臺秘要》卷六《霍亂轉筋方》、《醫心方》卷十一《治霍亂轉筋方》並作"劇"。

37. 手引陰:《外臺秘要》卷六《霍亂轉筋方》、《醫心方》卷十一《治霍亂轉筋方》無"手"字。

38. 累:生薑生長相連者爲一累。

39. 夫:當作"大"。

40. 住:似當作"佳"。

41. 呷(xiā):吸飲;喝。

治傷寒時氣温病方第十三

治傷寒[1] 及時氣[2] 温病[3] 及頭痛,壯熱脉大,始得一日,方

取旨兑[4] 根、葉合搗三升許,和之真丹一兩,水一升,合煮,絞取汁,頓服之,得吐便差。若重,一升盡服,厚覆取汗,差。

又方:小蒜一升,搗取汁三合,頓服之。不過,再作,便差。

又方:烏梅二七枚,鹽五合。以水三升,煮取一升,去滓,頓服之。

又方:取生杍[5] 木,削去黑皮,細切裏白一升,以水二升五合煎,去滓,一服八合,三服,差。

又方:取术丸子二七枚,以水五升,挼之令熟,去滓,盡服汁,當吐下,愈。

又方:雞子一枚,著冷水半升,攪與和,乃復煮三升水,極令沸,以向[6] 所和水,投湯中,急攪令相得,適寒温,頓服取汗。

又方:以真丹塗身令遍,面向火坐,令汗出,差。

又方:取生襄荷根、葉合搗,絞取汁,服三四升。

又方:取乾艾三斤,以水一斗,煮取一升,去滓,頓服取汗。

又方:鹽一升食之,以湯送之,腹中當絞吐,便覆取汗,便差。

又方:取比輪錢一百五十七枚,以水一斗,煮取七升,服汁盡之。須臾,復以五升水,更煮令得一升,以水二升投中,合令得三升,出錢飲汁,當吐毒出也。

又方:取豬膏如彈丸者,溫服之,日三服,三日九服。

又方:烏梅三十枚(去核),以豉一升,苦酒三升,煮取一升半,去滓,頓服。

又,傷寒有數種,人不能別,令一藥盡治之者,若初覺頭痛、肉熱、脉洪,起一二日,便作葱豉湯

用葱白一虎口,豉一升,以水三升,煮取一升,頓服取汗。不汗,復更作,加葛根二兩,升麻三兩,五升水,煎取二升,分再服,必得汗。若不汗,更加麻黃二兩。又,用葱湯研米二合,水一升,煮之少時,下鹽、豉,後內葱白四物,令火煎取三升,分服取汗也。

又方:豉一升,小男溺三升,煎取一升,分爲再服,取汗。

又方:葛根四兩,水一斗,煎取三升,乃內豉一升,煎取升半,一服。搗生葛汁,服一二升,亦爲佳也。

若汗出不歇,已三四日,胷中惡,欲令吐者

豉三升,水七升,煮取二升半,去滓,內蜜一兩,又煮三沸，頓服，安臥，當得吐，不差，更服取差。秘法，傳於子孫也。

又方：生地黃三斤，細切，水一斗，煮取三升，分三服。亦可服藜蘆吐散及苦參龍膽散。

若已五六日以上者

可多作青竹瀝，少煎令減，爲數數飲之，厚覆取汗。

又方：大黃、黃連、黃檗、梔子各半兩。水八升，煮六七沸，内豉一升，葱白七莖，煮取三升，分服。宜老少。

又方：苦參二兩，黃芩二兩，生地黃半斤。水八升，煮取一升，分再服。或吐下毒，則愈。

若已六七日，熱極，心下煩悶，狂言見鬼，欲起走

用乾茱萸三升，水二升，煮取一升後，去滓，寒溫[7]服之，得汗便愈。此方恐不失，必可用也，秘之。

又方：大蚓一升（破去[8]），以人溺煮令熟，去滓服之。直[9]生絞汁及水煎之，並善。又，絞糞汁，飲數合至一二升，謂之黃龍湯，陳久者佳。

又方：取白犬，從背破取血，破之多多爲佳，當及熱，以薄胷上，冷乃去之。此治垂死者活。無白犬，諸純色者亦可用之。

又方：取桐皮（削去上黑者），細擘之，長，斷令四寸一束，以酒五合，以水一升，煮取一升，去滓，頓服之。當吐下青黃汁數升，即差。

又方：雞子三枚，芒硝方寸匕。酒三合，合攪，散消盡，服之。

又方：黃連三兩，黃檗、黃芩各二兩，梔子十四枚。水六升，煎取二升，分再服，治煩嘔不得眠。

治時氣行[10]，垂死破棺。千金煑湯

苦參一兩，㕮咀，以酒二升半，舊方用苦參酒[11]煑，令得一升半，去滓，適寒溫，盡服之。當間苦寒[12]吐毒如溶膠，便愈。

又方：大錢百文，水一斗，煑取八升，内麝香當門子李子大，末，稍稍與飲至盡，或汗，或吐之。

治温毒發斑，大疫難救，黑膏

生地黃半斤（切碎），好豉一升，豬脂二斤。合煎五六沸，令至三分減一，絞去滓，末雄黃、麝香如大豆者，内中攪和，盡服之。毒從皮中出，即愈。

又方：用生蝦蟆[13]，正爾[14]破腹去腸，乃搗吞食之。得五月五日乾者，燒末，亦佳矣。

黑奴丸

《胡洽》《小品》同，一名水解丸，又一方加小麥黑敦[15]一兩，名爲麥奴丸。支[16]同此注。

麻黃二兩，大黃二兩，黃芩一兩，芒硝一兩，釜底墨一兩，竈突墨二兩，梁上塵二兩。搗，蜜丸如彈丸，新汲水五合，末一丸，頓服之。若渴，但與水，須臾寒，寒了汗出便解。日移五尺不覺，更服一丸。此治五六日，胷中大熱，口噤，名爲壞病，不可醫治，用此黑奴丸。

又方：大青四兩，甘草、膠各二兩，豉八合。以水一斗，煑二物，取三升半，去滓，内豉煑三沸，去滓，乃内膠，分作四服，盡，又合此。治得至七八日，發汗不解及吐下大熱，甚佳。

又方：大黃三兩，甘草二兩，麻黃二兩，杏人三十枚，芒硝五合，黃芩一兩，巴豆二十粒（熬）。搗，蜜丸和，如大豆,服三丸,當利毒。利不止,米飲止之。家人視病者,亦可先服取利,則不相染易也。此丸亦可預合置。

麻黄解肌[17]**一二日便服之**

麻黄、甘草、升麻、芍藥、石膏各一兩,杏人三十枚,貝齒三枚(末之)。以水三升,煑取一升,頓服,覆取汗出,即愈,便食豉粥補虚,即宜也。

又方:麻黄二兩,芩、桂各一兩,生薑三兩。以水六升,煑取二升,分爲四服。

亦可服葛根解肌湯

葛根四兩,芍藥二兩,麻黄、大青、甘草、黄芩、石膏、桂各一兩,大棗四枚。以水五升,煑取二升半,去滓,分爲三服,微取汗。

二日已上至七八日不解者,可服小柴胡湯

柴胡八兩,人參、甘草、黄芩各三兩,生薑八兩(無者,乾薑三兩),半夏五兩(湯洗之),大棗十二枚。水九升,煑取二升半,分爲三服。微覆取汗半日,須臾便差。若不好,更作一劑。

若有熱實,得汗不解,復滿痛、煩躁、欲謬語者,可服大柴胡湯。方

柴胡半斤,大黄二兩,黄芩三兩,芍藥二兩,枳實十枚,半夏五兩(洗之),生薑五兩,大棗十二枚。水一斗,煑取四升,當分爲四服,當微利也。

此四方最第一急須者,若幸可得藥,便可[18]不營[19]之,保無死憂。諸小治爲防以[20]窮極耳。

若病失治,及治不差,十日已上,皆名壞病,唯應服大小鼈甲湯。此方藥分兩乃少而種數多,非備急家所辦，故不載。凡傷寒發汗，皆不可使流離[21]過多，一服得微汗，汗絜[22]便止。未止，粉之，勿當風。

初得傷寒，便身重腰背痛，煩悶不已，脉浮，面赤，斑斑如錦文，喉咽痛，或下痢，或狂言欲走，此名中陽毒，五日可治，過此死，宜用此方

雄黃、甘草、升麻、當歸、椒、桂各一分。水五升，煮取二升半，分三服，溫覆取汗，服後不汗，更作一劑。

若身重背強蟄蟄[23]如被打，腹中痛，心下強，短氣嘔逆，唇青面黑，四肢冷，脉沉細而緊數，此名中陰毒，五日可治，過此死，用此方

甘草、升麻各二分，當歸、椒各一分，鼈甲一兩。以水五升，煮取二升半，分三服。溫覆取汗，汗不出，湯煮更作也。

陰毒傷[24]，口鼻冷者

乾薑、桂各一分，末，溫酒三合，服之，當大熱，差。

凡陰陽二毒，不但初得便尔，或一二日變作者，皆以今藥治之，得此病多死。

治熱病不解，而下痢困篤欲死者，服此大青湯。方

大青四兩，甘草三兩，膠二兩，豉八合，赤石脂三兩。以水一斗，煮取三升，分三服，盡更作，日夜兩劑，愈。

又方：但以水五升，豉一升，栀子十四枚，韭白一把，煮取三升半，分爲三服。

又方：龍骨半斤，搗碎，以水一斗，煮取五升，使極冷，稍稍飲，其間或得汗，即愈矣。

又方：黃連、當歸各二兩，乾薑一兩，赤石脂二兩。蜜丸如梧子，服二十丸，日三夜再。

又方：黄連二兩，熟艾如鴨卵大。以水二斗，煑取一升，頓服，立止。

天行[25]諸痢悉主之

黄連三兩，黄檗、當歸、龍骨各二兩。以水六升，煑取二升，去滓，入蜜七合，又火煎取一升半，分爲三服，效。

天行毒病，挾熱腹痛，下痢

升麻、甘草、黄連、當歸、芍藥、桂心、黄檗各半兩。以水三升，煑取一升，服之，當良。

天行四五日，大下熱痢

黄連、黄檗各三兩，龍骨三兩，艾如雞子大。以水六升，煑取二升，分爲二服。忌食豬肉、冷水。

若下膿血不止者

赤石脂一斤，乾薑一兩，粳米一升。水七升，煑米熟，去滓，服七合，日三。

又方：赤石脂一斤，乾薑二兩。水五升，煑取三升，分二服，若絞臍痛，加當歸一兩，芍藥二兩，加水一升也。

若大便堅閉，令利者

大黄四兩，厚朴二兩，枳實四枚。以水四升，煑取一升二合，分再服，得通者，止之。

若十餘日不大便者，服承氣丸

大黄、杏人各二兩，枳實一兩，芒硝一合。搗，蜜和丸如彈丸，和湯六七合服之，未通更服。

若下痢不能食者

黄連一升，烏梅二十枚，炙燥，並得搗末，蠟如棊子[26]大，蜜一升，合於微火上，令可丸，丸如梧子大，一服二丸，日三。

若小腹滿,不得小便,方

細末雌黃,蜜和丸,取如棗核大,內溺孔中,令[27]半寸,亦以竹管注陰,令痛朔[28]之通。

又方:末滑石三兩,葶藶子一合。水二升,煮取七合,服。

又方:搗生葱,薄小腹上,參[29]易之。

治胷脇痞滿,心塞氣急,喘急。方

人參、术各一兩,枳實二兩,乾薑一兩。搗,蜜和丸,一服一枚。若嗽,加栝蔞二兩;吐,加牡蠣二兩。日夜服五六丸,不愈更服。

毒病攻喉咽腫痛,方

切當陸,炙令熱,以布藉喉,以熨布上,冷復易。

又方:取真藺茹[30]爪甲大,內口中,以牙小嚼汁,以漬喉,當微覺異為佳也。

毒病後攻目,方

煮蜂窠以洗之,日六七度,佳。

又方:冷水漬青布以掩之。

若生瞖[31]者

燒豉二七粒,末,內管鼻中以吹之。

治傷寒嘔不止,方

甘草一兩,升麻半兩,生薑三兩,橘皮二兩。水三升,煮取二升,頓服之,愈。

又方:乾薑六分,附子四分(末)。以苦酒丸,如梧子大,一服三丸,日三服。

治傷寒噦不止方

甘草三兩,橘皮一升。水五升,煮取三升,分服,日三,取差。

又方:熟洗半夏,末服之,一錢一服。

又方:赤蘇一把,水三升,煑取二升,稍稍飲。

又方:乾薑六分,附子四分。末,苦酒丸,如梧子大,服三丸,日三服。

比歲[32]有病時行,仍發瘡,頭面及身,須臾周匝[33],狀如火瘡,皆戴白漿,隨決隨生,不即治,劇者多死。治得差後,瘡瘢紫黑,彌歲方減,此惡毒之氣。世人云:永徽四年[34],此瘡從西東流,遍於海中,煑葵菜,以蒜齏啖之,即止。初患急食之,少飯下菜亦得。以建武[35]中於南陽擊虜所得,仍呼爲虜瘡,諸醫參詳作治,用之有效。方

取好蜜通身上摩,亦可以蜜煎升麻[36],並數數食。

又方:以水濃煑升麻,綿沾洗之,苦酒漬彌好,但痛難忍。

其餘治猶依傷寒法,但每多作毒意防之,用地黃黑膏亦好。

治時行病發黃方

茵蔯[37]六兩,大黃二兩,梔子十二枚。以水一斗,先洗茵蔯,取五升,去滓,内二物,又煑取三升,分四服。亦可兼取黃疸中雜治法,差。

比歲又有虜黃病,初唯覺四體沉沉不快,須臾見眼中黃,漸至面黃及舉身皆黃,急令溺白紙,紙即如蘖染者,此熱毒已入内,急治之。若初覺,便作苽蒂[38]赤豆散,吹鼻中,鼻中黃汁出數升者,多差。若已深,應看其舌下兩邊,有白脉彌彌[39]處,蘆刀割破之,紫血出數升,亦歇。然此須慣解[40]割者,不解割,忽傷亂舌下青脉,血

出不止，便殺人。方可燒紡軷鐵[41]，以灼此脉令焦，兼瓜蒂雜巴豆搗爲丸服之，大小便亦去黃汁，破灼已後，禁諸雜食。

又云：有依黃、坐黃，復須分別之。方

切竹，煑飲之，如飲[42]。

又方：搗生瓜根，絞取汁，飲一升至二三升。

又方：醋酒浸雞子一宿，吞其白數枚。

又方：竹葉（切）五升，小麥七升，石膏三兩（末，綿裹之）。以水一斗五升，煑取七升，一服一升，盡喫即差也。

又方：生葛根汁二升，好豉一升，梔子三七枚，茵蔯（切）一升。水五升，煑取三升，去滓，内葛汁，分爲五服。

又方：金色脚雞，雌雞血在[43]，治如食法，熟食宷[44]飲汁令盡，不過再作。亦可下少鹽豉，佳。

治毒攻手足腫，疼痛欲斷。方

用虎杖根，剉，煑，適寒溫，以漬足，令踝上有尺許水，止之。

又方：以稻穰灰汁漬足。

又方：酒煑苦參以漬足，差。

又方：鹽豉及羊尿一升，搗令熟，以漬之。

又方：細剉黃檗五斤，以水三斗，煑漬之。亦治攻陰腫痛。

又方：作坎[45]令深三尺，少容[46]兩足，燒坎令熱，以酒灌坎中，着屐踞[47]坎中，壅勿令泄。

又方：煑羊桃汁漬之，雜少鹽豉尤好。

又方：煑馬矢若羊矢汁，漬。

又方：豬膏和羊矢塗之，亦佳。

又方：以牛肉裹腫處，腫消痛止。

又方：搗常思草，絞取汁，以漬足。

又方：豬蹄一具，合葱煑，去滓，内少鹽，以漬之。

毒病下部生瘡者

燒鹽以深導[48]之，不過三。

又方：生漆塗之，綿導之。

又方：大丸艾灸下部，此謂窮無藥。

又方：取蚓三升，以水五升，得二升半[49]，盡服之。

又方：煑桃皮，煎如飴，以綿合導之。

又方：水中荇菜，搗，綿裹導之，日五易，差。

又方：欅皮、槲皮合煑汁，如粘[50]糖，以導之。又，濃煑桃皮飲之，最良。

又方：搗蛇莓汁，服三合，日三。水漬烏梅令濃，並内崖蜜，數數飲。

若病人齒無色[51]，舌上白，或喜睡眠，憒憒[52]不知痛痒處，或下痢，急治下部[53]。不曉此者，但攻其上，不以下爲意。下部生蟲，蟲食其肛，肛爛見五臟便死。治之方

取雞子白，内漆合攪，還内殼中，仰頭吞之，當吐蟲，則愈。

又方：燒馬蹄作灰，細末，豬脂和，塗綿以導下部，日數度，差。

又方：桃人十五枚，苦酒二升，鹽一合，煑取六合，服之。

又方：燒艾於管中熏之，令煙入下部，中少雄黃雜妙。此方是溪溫[54]，故爾兼取彼治法。

又有病蠶[55]下不止者

烏頭二兩，女萎、雲實各一兩，桂二分，蜜丸如桐子，水服五丸，一日三服。

治下部卒痛，如鳥啄之。方

赤小豆、大豆各一升，合搗，兩囊貯，蒸之令熟，更互坐，即愈。

此本在雜治中，亦是傷寒毒氣所攻故。

凡治傷寒方甚多，其有諸麻黃、葛根、桂枝、柴胡、青龍、白虎、四順、四逆二十餘方，並是至要者，而藥難盡備，且診候須明悉，別所在撰大方中，今唯載前四方，尤是急須者耳。其黃膏、赤散在辟病條中。預合，初覺患便服之。傷寒、時行、溫疫，三名同一種耳，而源本小異。其冬月傷於寒，或疾行力作，汗出得風冷，至夏發，名爲傷寒；其冬月不甚寒，多暖氣及西風，使人骨節緩墮[56]受病，至春發，名爲時行；其年歲中有癘氣兼挾鬼毒相注，名爲溫病。如此診候並相似。又貴勝雅言[57]，總名傷寒，世俗因號爲時行，道術符刻言五溫，亦復殊，大歸[58]終止是共途也。然自有陽明、少陰，陰毒、陽毒爲異耳。少陰病例不發熱，而腹滿下痢，最難治也。

附方

《必效方》治天行一二日者。麻黃一大兩（去節）。以水四升，煮，去沫，取二升，去滓，著米一匙及豉，爲稀粥，取強一升[59]，先作熟湯浴，淋頭百餘椀，然後服粥，厚覆取汗，於夜最佳。

《梅師方》治傷寒汗出不解，已三四日，胷中悶吐。豉一升，鹽一合。水四升，煎取一升半，分服，當吐。

肘後備急方　卷二

71

《聖惠方》治傷寒四日，已嘔吐，更宜吐。以苦參末，酒下二錢，得吐，差。

又方：治時氣熱毒，心神煩燥。用藍澱[60]半大匙，以新汲水一盞服。

又方：治時氣頭痛不止。用朴硝三兩，搗羅[61]爲散，生油調塗頂上。

又方：治時氣煩渴。用生藕汁一中盞，入生蜜一合，令勻，分二服。

《勝金方》治時疾熱病，狂言心燥。苦參不限多少，炒黃色爲末，每服二錢，水一盞，煎至八分，溫服，連煎三服，有汗無汗皆差。

《博濟方》治陰陽二毒傷寒黑龍丹：舶上硫黃一兩，以柳木槌研三兩日，巴豆一兩，和殼記箇數，用二升鐺子一口，先安硫黃鋪鐺[62]底，次安巴豆，又以硫黃蓋之，釅醋[63]半升已來[64]澆之，盞子蓋合令緊蜜[65]，更以濕紙周回固濟[66]縫，勿令透氣，縫紙乾，更以醋濕之，文武火熬，常著人守之，候裏面巴豆作聲數已半爲度，急將鐺子離火，便入臼中，急搗令細，再以少米醋并蒸餅少許，再搗，令冷，可丸如雞頭大，若是陰毒，用椒四十九粒，葱白二莖，水一盞，煎至六分，服一丸。陽毒用豆豉四十九粒，葱白二莖，水一盞，同煎，吞一丸，不得嚼破。

《孫用和方》治陽毒入胃，下血頻，疼痛不可忍。鬱金五箇大者，牛黃一皂莢子，別細研二味，同爲散，每服用醋漿水一盞，同煎三沸，溫服。

《孫兆口訣》治陰毒傷寒，手足逆冷，脉息沉細，頭疼腰重，兼治陰毒、欬逆等疾，方：

川烏頭、乾薑等分，爲麄[67]散，炒令轉色，放冷，再搗，爲細散，每一錢，水一盞，鹽一撮，煎取半盞，溫服。

又方：治陰勝隔陽傷寒，其人必燥熱而不欲飲水者是也，宜服霹靂散：附子一枚，燒爲灰，存性爲末，蜜水調下，爲一服而愈。此逼散寒氣，然後熱氣上行而汗出，乃愈。

《聖惠方》治陰毒傷寒，四肢逆冷，宜熨。以吳茱萸一升，酒和勻，濕絹袋二隻，貯，蒸令極熱，熨腳心，候氣通暢勻暖即停熨，累驗。

唐·崔元亮療時疾發黃，心狂煩熱，悶不認人者。取大栝樓一枚黃者，以新汲水九合浸，淘取汁，下蜜半大合，朴消八分，合攪，令消盡，分再服，便差。

《外臺秘要》治天行病四五日，結胷滿痛、壯熱、身體熱，苦參一兩（剉），以醋二升，煑取一升二合，盡飲之，當吐，即愈。天行毒病非苦參、醋藥不解，及溫覆取汗，愈。

又方：救急治天行後嘔逆不下食，食入即出。取羊肝如食法，作生淡食，不過三度，即止。

又方：以雞卵一枚，煑三五沸出，以水浸之，外熟內熱，則吞之，良。

《聖惠方》治時氣嘔逆不下食。用半夏半兩（湯浸洗七遍，去滑），生薑一兩（同剉碎）。以水一大盞，煎至六分，去滓，分二服，不計時候，溫服。

《深師方》治傷寒病宛不止。半夏熟洗，乾，末之，生薑湯服一錢匕。

《簡要濟眾》治傷寒咳噫[68]不止及噦逆不定。

香[69]一兩，乾柿蒂一兩，焙乾，搗末，人參煎湯下一錢，無時服。

《外臺秘要》治天行毒病，衄鼻是熱毒，血下數升者。好墨末之，雞子白丸如梧子，用生地黃汁，下一二十丸，如人行五里，再服。

又，療傷寒已八九日至十餘日，大煩渴，熱勝而三焦有瘡䘌者，多下；或張口吐舌呵吁，目爛，口鼻生瘡，吟語[70]不識人，除熱毒止痢方：

龍骨半斤，碎，以水一斗，煮取四升，沉之井底令冷，服五合，漸漸進之，恣意飲，尤宜老少。

《梅師方》治熱病後下痢，膿血不止，不能食。

白龍骨，末，米飲調方寸匕服。

《食療》治傷寒熱毒下血。羚羊角，末，服之，即差。又療疝氣。

《聖惠方》治傷寒狐惑，毒蝕下部，肛外如䘌，痛痒不止。雄黃半兩，先用瓶子一箇，口大者，內入灰，上如裝香火，將雄黃燒之，候煙出，當病處熏之。

又方：主傷寒下部生䘌瘡。用烏梅肉三兩，炒令燥，杵爲末，煉蜜丸，如梧桐子大，以石榴根皮煎湯，食前下十丸。

《外臺秘要》方，崔氏療傷寒手足疼欲脫。取羊屎煮汁以灌之，差止。亦療時疾，陰囊及莖熱腫。亦可煮黃檗等洗之。

《梅師方》治傷寒發豌豆瘡，未成膿。研芒消，用豬膽和塗上，效。

《經驗後方》治時疾發豌豆瘡及赤瘡子未透，心煩狂燥，氣喘妄語，或見鬼神。

龍腦一錢，細研，旋滴豬心血和丸，如雞頭肉大，每服一丸,紫草湯下,少時心神便定,得睡,瘡復發透,依常將息取安。

《藥性論》云:虎杖治大熱煩燥,止渴利小便,壓一切熱毒。暑月和甘草煎,色如琥珀可愛堪著,嘗之甘美,瓶置井中,令冷徹如水,白甆器及銀器中貯,似茶啜之,時人呼爲冷飲子,又且尊於茗,能破女子經候不通,搗以酒浸,常服。有孕人勿服,破血。

【校注】

1. 傷寒:感受風寒之邪,以惡寒、頭身痛、脈浮緊爲主症的病證。

2. 時氣:季節性發作的傳染性疾病。

3. 温病:多種外感熱病的總稱。

4. 旨兊:不詳。《普濟方》卷一百四十八《時氣門》同方作"小蒜"。

5. 杍:"梓"的異體。

6. 向:先前。

7. 寒温:當作"適寒温"。

8. 破去:藍川慎謂當作"破去土"。

9. 直:亦作"直爾"。徑直地。

10. 時氣行:似當作"時氣天行"。

11. 苦參酒:似當作"苦酒",與上文"酒"相對。《外臺秘要》卷三《天行病發汗等方》正作"苦酒"。

12. 當間苦寒:藍川慎謂當作"當(嘗)聞苦參",可參。《證類本草·苦參》正作"當聞苦參"。

13. 蝦蟆:即"蛤蟆"。

14. 正爾:亦作"直爾"。徑直地。

15. 黑敥:一名小麥奴。即黴麥。爲麥散黑粉菌寄生在麥穗上形成的孢子堆。

16. 支：晉代醫僧支法存。其先輩爲胡人，後移居廣州。所著有《申蘇方》五卷，已佚。

17. 麻黃解肌：當作“麻黃解肌湯”。

18. 可：《外臺秘要》卷三《天行病發汗等方》作“不可”，義長。

19. 營：營求。

20. 防以：《外臺秘要》卷三《天行病發汗等方》作“以防”，義長。

21. 流離：大汗淋漓貌。

22. 絜：“潔”的古字。此指汗出盡。

23. 蟄蟄：疑通“熱熱”。懼貌。

24. 陰毒傷：當作“陰毒傷寒”。

25. 天行：即時氣。

26. 棊子：即棋子。“棊”同“棋”。

27. 令：《外臺秘要》卷二《傷寒小便不利方》作“令入”。

28. 朔：當作“嗍（suō）”，吮吸。亦作“嗽”、“嗽”。

29. 參：同“叁”。藍川慎謂當作“懆”，“懆”爲“燥”的俗字。亦通。《外臺秘要》卷二《傷寒小便不利方》引崔氏方正作“燥”。

30. 薗茄：當作“薗茹”。中藥名。

31. 瞖：目瞖。黑睛渾濁或有病變瘢痕。

32. 比歲：近年。

33. 周匝：密布。

34. 永徽四年：公元 655 年。“永徽”是唐高宗年號。參見本書《校注説明》。

35. 建武：東漢光武帝、東晉元帝、後趙石虎、晉惠帝、西燕慕容忠、齊明帝皆曾用此年號，本處所指不詳。其中齊明帝建元於 494 年，與永徽四年較近。

36. 蜜煎升麻：“麻”下《備急千金要方》卷十《傷寒雜治》有

"摩之"二字,《外臺秘要》卷三《天行發斑方》有"數數拭之"四字,當參補。與下文"並"字相合。

37. 茵蔯:今作"茵陳"。

38. 苽蔕:甜瓜之蔕,具催吐之功。"苽"同"瓜"。原書"瓜"、"苽"混用。本節末即作"瓜"。

39. 彌彌:脹大貌。

40. 解:懂;明了。

41. 紡軨鐵:不詳,似爲紡車的零件。

42. 如飲:道藏本、四庫本並同,與上下文不諧,疑誤。六醴齋本無此二字。

43. 雌雞血在:文義不屬。《醫心方》卷十四第十引《小品方》有"取雞雌雄無在"語,則此亦應作"雌雄無在",意爲不拘雌雄。

44. 宍:同"肉"。

45. 坎:此指地坑。

46. 少容:《外臺秘要》卷三《天行熱毒攻手足方》作"大小容",義長。

47. 踞:伸腿坐。

48. 導:謂將藥物注入肛門以促成排便或泄瀉。

49. 得二升半:"得"上當有"煮"字。

50. 粘:《證類本草·櫟若》作"飴",當據改。

51. 齒無色:《外臺秘要》卷二《傷寒䘌瘡方》作"齒齗(齦)無色"。義勝。

52. 憒憒:昏悶貌。

53. 下部:此指肛門。

54. 溪溫:古病名。即水毒病。見《諸病源候論》卷二十五《水毒候》。又稱"溪毒"。指感染溪澗疫水而得的蠱病。類似現代的血吸蟲病。

55. 䘌:亦作"蟨"。古病名,以二陰蝕爛爲主症。

56. 憻:同"憪"。

肘後備急方　卷二

57. 貴勝雅言：地位高貴者的高雅言辭。貴勝，尊貴而有地位者。

58. 大歸：大要。

59. 強一升：一升多。

60. 藍澱：即藍靛，古代的一種染料。

61. 羅：篩子一類過濾粉末物品的器物。此作動詞，過篩。

62. 鐺(chēng)：古代的一種平底淺鍋。

63. 釅醋：濃醋。

64. 已來：亦作"以來"，猶言"以上"；"多"。

65. 蜜：通"密"。下同。

66. 固濟：黏結。

67. 麁：同"粗"。

68. 咳(ài)噫(ài)：噯氣。"咳"同"欬"。《集韻》："噫、欬，乙界切。《説文》飽食息也。或作欬，通作餩。"按此"咳"音義同"噫"。疑古人已不明此關係，因而二字連用。

69. 香：四庫本作"丁香"。

70. 吟語：語默不言。"吟"同"噤"。

治時氣病起諸復勞[1]方第十四

　　凡得毒病愈後，百日之內，禁食豬、犬、羊肉，并傷血；及肥魚久膩、乾魚，則必大下痢，下則不可復救。又，禁食麵食、胡蒜、韭薤、生菜、蝦魁[2]輩，食此多致復發則難治，又令到他年數發也。

　　治篤病新起早勞及食飲多致欲死，方
　　燒鼈甲，服方寸匕。
　　又方：以水服胡粉少許。
　　又方：粉三升，以煖水和服之，厚覆取汗。

又方：乾蘇一把，水五升，煑取二升，盡服之。無乾者，生亦可用，加生薑四兩，豉一升。

又方：鼠矢（兩頭尖者）二七枚，豉五合。以水三升，煎半，頓服之，可服，溫覆取汗，愈。有麻子人内一升，加水一升，稱良[3]。亦可内枳實、葱白一虎口也。

又方：取伏雞子[4]殼碎之，熬令黃黑，細末，熱湯服一合，溫覆取汗。

又方：大黃、麻黃各二兩，梔子人十四枚，豉一升。水五升，煑取三升，分再服，當小汗及下痢。

又方：濃煑甘皮服之，蘆根亦佳。

覺[5]多而發復方：燒飯篩末，服方寸匕，良。

治交接勞復，陰卵腫，或縮入腹，腹中絞痛或便[6]絕。方

燒婦人月經衣，服方寸匕。

又方：取犸子一枚，撞之三十六，放於户中，逐使喘極，乃刺脇下取血一升，酒一升，合和飲之。若卒無者，但服血，慎勿便[7]冷，應用犸犸[8]。

又方：取所交接婦人衣，覆男子上一食久，活之。

又方：取犸犸脛及血，和酒飲之，差。

又方：刮青竹茹二升，以水三升，煑令五六沸，然後絞去滓。以竹茹湯溫服之。此方亦通治勞復。

又方：礬石一分，消三分，末，以大麥粥清，可方寸匕，三服，熱毒隨大小便出。

又方：取蓼子一大把，水挼取汁，飲一升。乾者，濃取汁[9]服之。葱頭搗，以苦酒和服，亦佳。

又方：蚯蚓數升[10]，絞取汁，服之良。

若差[11]後，病男接[12]女，病女接男。安者陰易[13]，病者發復[14]，復者亦必死。

卒陰易病，男女溫病差後，雖數十日，血脉未和，尚有熱毒，與之交接者，即得病，曰陰易。殺人甚於時行，宜急治之。令[15]人身體重，小腹急，熱上腫[16]胷，頭重不能舉，眼中生瞖[17]，膝脛拘急欲死。方

取婦人褌[18]親陰上者，割取燒末，服方寸匕，日三，小便即利，而陰微腫者，此當愈。

得童女褌亦良，若女病，亦可用男褌。

又方：鼠矢（兩頭尖者）二七枚，藍一把，水五升，煑取二升，盡服之，溫覆取汗。

又方：蚯蚓二十四枚，水一斗，煑取三升，一服，仍取汗，並良。

又方：末乾薑四兩，湯和頓服，溫覆取汗，得解止。

又方：男初覺，便灸陰[19]三七壯，若已盡，甚至百壯，即愈。眼無妨，陰道瘡復常。

兩男兩女，並不自相易，則易之爲名，陰陽交換之謂也。

凡欲病人不復

取女人手足爪二十枚，又取女中下裳帶一尺，燒灰，以酒若米飲服之。

大病差後，小勞便鼻衄，方

左顧牡蠣十分，石膏五分。搗末，酒服方寸匕，日三四，亦可蜜丸服，如梧子大，服之。

大病差後，多虛汗，及眼[20]中流汗，方

杜仲、牡蠣分等，暮臥水服，五匕則停，不止更作。

又方：甘草二兩，石膏二兩。搗末，以漿服方寸匕，

日二服,差。

又方:龍骨、牡蠣、麻黃根,末,雜粉以粉身,良。

又,差復虛煩不得眠。眼[21]**中痛疼**[22]**懊憹**[23]

豉七合,烏梅十四枚。水四升,先煑梅,取二升半,内豉,取一升半,分再服。無烏梅,用栀子十四枚亦得。

又方:黃連四兩,芍藥二兩,黃芩一兩,膠三小挺[24]。水六升,煑取三升,分三服。亦可内乳子黃二枚。

又方:千里流水一石(揚之萬度),二斗半[25],半夏二兩(洗之),秫米一斗[26],茯苓四兩。合煑得五升,分五服。

附方

《梅師方》治傷寒差後,交接發動[27],困欲死,眼不開,不能語,方:

栀子三十枚,水三升,煎取一升,服。

【校注】

1. 復勞:當作"勞復"。勞復,病名,外感病初愈,未加慎護,過早勞作或房室而致病復之謂。

2. 鮎:當作"鮧(shàn)",同"鱔"。

3. 穪良:道藏本、六醴齋本並作"彌良"。當從。

4. 伏雞子:即在孵育的雞蛋。伏,鳥類伏在卵上孵育小鳥,今作"孵"。

5. 覺:四庫本、六醴齋本作"食"。藍川慎認爲當作"覺食"二字。

6. 便:當作"使"。

7. 便:四庫本作"使"。

8. 猳(jiā)狚:公豬。猳,俗"豭"字。

9. 濃取汁:藍川慎謂當"濃"下脱"煮"字。可參。

10. 數升:《證類本草·蚯蚓》引《百一方》作"數條"。義長。

11. 差:六醴齋本作"病差"。

12. 接:交接。

13. 安者陰易:六醴齋本作"病名陰陽易"。陰易,通稱"陰陽易"。古人指外感病未恢復而通過房事傳給對方的病證。

14. 病者發復:六醴齋本無"者發復"三字。

15. 令:四庫本作"治"。

16. 腫:《傷寒論》卷七《辨陰陽易差後勞復病證並治法》、《醫心方》卷十四《治傷寒交接勞復方》並作"衝"。是。

17. 矊:眵矊。即眼屎。

18. 褌(kūn):同"裩",内褲。

19. 灸陰:《外臺秘要》卷三《天行陰陽易方》引《深師》類方作"灸陰頭",較長。

20. 眼:當作"眠"。參見下條校語。

21. 眼:《醫心方》卷十四《治傷寒病後汗出方》引《葛氏方》作"眠"。義長,當從。

22. 痟(yuān)疼:痠疼。

23. 懊憹(àonáo):煩悶。

24. 挺:量詞。用於棒狀物。

25. 二斗半:《外臺秘要》卷二《傷寒不得眠方》此上有"澄取"二字,義足,當據補。

26. 一斗:《外臺秘要》卷二《傷寒不得眠方》作"一升",是。《靈樞·邪客》同,當據改。

27. 發動:古俗語,指舊病復發。

治瘴氣疫癘温毒諸方第十五

辟瘟疫藥干散[1]

大麻人、栢子人、乾薑、細辛各一兩,附子半兩(炮)。搗篩,正旦[2]以井華水,舉家各服方寸匕。疫極則三服,日一服。

老君神明白散[3]

术一兩,附子三兩,烏頭四兩,桔梗二兩半,細辛一兩。搗篩,正旦服一錢匕,一家合藥,則一里無病。此帶行,所遇病氣皆消。若他人有得病者,便温酒服之方寸匕,亦得。病已四五日,以水三升,煑散,服一升,覆取汗出也。

赤散方

牡丹五分,皂莢五分,炙之,細辛、乾薑、附子各三分,肉桂二分,真珠四分,躑躅四分。搗篩爲散,初覺頭強邑邑[4],便以少許内[5]鼻中,吸之取吐,温酒服方寸匕,覆眠得汗,即差。晨夜行,及視病,亦宜少許以内粉,粉身佳。牛馬疫,以一匕著舌下,溺灌,日三四度,甚妙也。

度瘴散,辟山瘴惡氣。若有黑霧欝勃[6]及西南温風,皆爲疫癘之候。方

麻黄、椒各五分,烏頭三分,細辛、术、防風、桔梗、桂、乾薑各一分。搗篩,平旦酒服一盞[7]匕,辟毒諸惡氣,冒霧行,尤宜服之。

太乙流金[8]方

雄黄三兩,雌黄二兩,礬石、鬼箭各一兩半,羖羊角二兩。搗爲散,三角絳囊貯一兩,帶心前并門户上。月旦[9]青布裹一刀圭。中庭燒温,病人亦燒熏之,即差。

辟天行疫癘

雄黄、丹砂、巴豆、礬石、附子、乾薑分等。搗,蜜丸,平旦向日吞之一丸,如胡麻大,九日止,令無病。

常用辟温病散方

真珠、肉桂各一分,貝母三分[10](熬之),雞子白(熬

令黃黑）三分。搗篩，歲旦服方寸匕。若歲中多病，可月月朔望[11]服之，有病即愈。病人服者，當可大效。

虎頭殺鬼[12]方

虎頭骨五兩，朱砂、雄黃、雌黃各一兩半，鬼臼、皂莢、蕪黃各一兩。搗篩，以蠟蜜和如彈丸，絳囊貯，繫臂，男左女右。家中懸屋四角。月朔望夜半，中庭燒一丸[13]。一方有菖蒲、藜蘆，無虎頭、鬼臼、皂莢，作散帶之。

趙泉黃膏方

大黃、附子、細辛、乾薑、椒、桂各一兩，巴豆八十枚（去心、皮）。搗細，苦酒漬之宿[14]。臘月豬膏二斤，煎三上三下，絞去滓，蜜器貯之，初覺勃色便熱[15]，如梧子大一丸，不差，又服。亦可火炙以摩身體數百遍，佳。并治賊風走遊皮膚，並良。可預合之，便服即愈也。

單行方術[16]

西南社中栢東南枝，取暴[17]乾，末，服方寸匕，立差。

又方：正月上寅日，搗女青屑，三角絳囊貯，繫戶上帳前，大吉。

又方：馬蹄木[18]（搗屑）二兩，絳囊帶之，男左女右。

又方：正月朔旦及七月，吞麻子、小豆各二七枚。又，各二七枚投井中。又，以附子二枚，小豆七枚，令女子投井中。

又方：冬至日，取雄赤雞作臘，至立春煑食盡，勿分他人。二月一日[19]，取東行桑根（大如指），懸門戶上，又人人帶之。

又方：埋鵲於圊前。

斷温病令不相染

著斷髮[20]仍使長七寸,盜著病人臥席下。

又方:以繩度所住戶中壁,屈繩結之。

又方:密以艾灸病人床四角,各一壯,不得令知之,佳也。

又方:取小豆,新布囊貯之,置井中三日出,舉家男服十枚,女服二十枚。

又方:桃木中蟲矢,末,服方寸匕。

又方:鮑魚頭,燒三指撮,小豆七枚,合末服之,女用豆二七枚。

又方:熬豉雜土[21]酒漬,常將服之。

又方:以鯽魚密致臥下,勿令知之。

又方:柏子人,細辛,糠[22]米,乾薑三分,附子一分。末,酒服方寸匕,日服三,服十日。

又方:用麥糵,服糠米、乾薑(又云麻子人),可作三種服之。

附方

《外臺秘要》辟瘟方:取上等朱砂一兩,細研,白蜜和丸,如麻子大,常以太歲日平旦,一家大小,勿食諸物,面向東立,各吞三七丸,永無疾疫。

【校注】

1. 辟瘟疫藥干散:《外臺秘要》卷四《辟温方》作"《古今錄驗》許季山所撰干敷散",附注云:"《肘後》作'敷干',《抱朴子》作'敷于'。"

2. 正(zhēng)旦:農曆正月初一。

3. 白散:本方又見於卷八第七十二,諸本同;《醫心方》卷十四《避傷寒方》亦作"白散"。四庫本本處作"散白","白"字屬下作"白术"。

4. 邑邑:當作"色色",痠痛貌。

5. 内:同"納"。

6. 欝勃:濃鬱而盛。

7. 盏:四庫本、《醫心方》卷十四《避傷寒方》並作"錢",是。

8. 太乙流金:《外臺秘要》卷四《辟溫方》作"太乙流金散"。

9. 月旦:指農曆每月初一。按"月"上《備急千金要方》卷九《辟溫》、《外臺秘要》卷四《辟溫方》並有"若逢大疫之年以"七字。《千金翼方》卷十《陰易病已後勞復》作"若逢大疫之年,以朔旦平明時"。

10. 貝母三分:據卷八第七十二篇同方,"貝母三分"下當有"杏人二分"四字。

11. 朔望:朔日和望日。農曆每月的初一和十五。

12. 虎頭殺鬼:《外臺秘要》卷四《辟溫方》引《千金》作"虎頭殺鬼丸",云《肘後》同。當據補。

13. 丸:《外臺秘要》卷四《辟溫方》後有"忌生物血"四字。

14. 宿:《外臺秘要》卷一《雜療傷寒湯散丸方》作"一宿",當據補。

15. 初覺勃色便熱:《外臺秘要》卷一《雜療傷寒湯散丸方》、《備急千金要方》卷九《傷寒膏》並作"傷寒赤色發熱"。可從。赤色,亦作"敕色""救濇",惡寒貌。又,二書此下並有"酒服"二字,義足。

16. 單行方術:卷八第七十二同方無"術"字,可從删。

17. 暴:同"曝",曝曬。

18. 馬蹄木:《證類本草·馬蹄》無"木"字。

19. 二月一日:《外臺秘要》卷四《辟溫方》作"正旦"。《備急千金要方》卷九《辟溫》作"正月旦",較是。

20. 斷髮:《醫心方》卷第十四《避傷寒病方》作"斷汲水綆"。

21. 雜土:藍川慎謂當作"雜术"。按第七十二篇同方作"新米"二字。

22. 穄(jì):同"穄",穄子,不黏的黍類,又名"穈(méi)子"。

肘後備急方　卷三

治寒熱諸瘧方第十六

治瘧病方

鼠婦、豆豉二七枚[1]，合搗令相和。未發時服二丸，欲發時服一丸。

又方：青蒿一握，以水二升漬，絞取汁，盡服之。

又方：用獨父蒜[2]於白炭上燒之，末，服方寸匕。

又方：五月五日，蒜一片（去皮，中破之，刀割），令容巴豆一枚（去心、皮，內蒜中，令合）。以竹挾，以火炙之，取可熱，搗爲三丸。未發前服一丸。不止，復與一丸。

又方：取蜘蛛一枚蘆管中，密塞管中[3]，以綰[4]頸，過發時乃解去也。

又方：日始出時，東向日再拜，畢，正長跪，向日义[5]手，當閉氣，以書墨注其管兩耳中，各七注；又丹書舌上，言子日死，畢，復再拜，還去勿顧，安臥勿食，過發時斷，即差。

又方：多煑豉湯，飲數升，令得大吐，便差。

又方：取蜘蛛一枚，著飴[6]中，合丸吞之。

又方：臨發時，搗大附子，下篩，以苦酒和之，塗背上。

又方：鼠婦蟲子四枚各一，以飴糖裹之丸，服便斷，即差。

又方：常山（搗，下篩成末）三兩，真丹一兩（白蜜和）。搗百杵，丸如梧子。先發服三丸，中服三丸，臨臥服三丸，無不斷者。常用，效。

又方：大開口，度上下唇，以繩度心頭，灸此度下頭百壯，又灸脊中央五十壯，過發時，灸二十壯。

又方：破一大豆（去皮），書一片作"日"字，一片作"月"字，左手持"日"，右手持"月"，吞之立愈。向日服之，勿令人知也。

又方：皂莢三兩（去皮，灸），巴豆二兩（去心、皮）。搗，丸如大豆大。一服一枚。

又方：巴豆一枚（去心、皮），射罔如巴豆大，棗一枚（去皮）。合搗成丸。先發各服一丸，如梧子大也。

又方：常山、知母、甘草、麻黃等分。搗，蜜和丸如大豆，服三丸，比[7]發時令過畢。

又方：常山三兩，甘草半兩。水酒各半升，合煮取半升，先發時一服，比發令三服盡。

又方：常山三兩（剉），以酒三升，漬二三日，平旦作三合服。欲嘔之，臨發又服二合，便斷。舊酒亦佳，急亦可煮。

又方：常山三兩，秫米三百粒。以水六升，煮取三升，分之服，至發時令盡。

又方：若發作無常，心下煩熱。取常山二兩，甘草一兩半，合[8]以水六升，煮取二升，分再服，當快吐，仍斷，勿飲食。

老瘧久不斷者

常山三兩，鼈甲一兩（炙），升麻一兩，附子一兩，烏賊骨一兩。以酒六升，漬之，小令近火，一宿成，服一合，比發可數作。

又方：藜蘆、皂莢各一兩（炙），巴豆二十五枚。並搗，熬令黃，依法搗，蜜丸如小豆。空心服一丸，未發時一丸，臨發時又一丸，勿飲食。

又方：牛膝莖葉一把（切），以酒三升服，令微有酒氣，不即斷，更作，不過三服而止。

又方：末龍骨方寸匕，先發一時，以酒一升半，煑三沸，及熱盡服，溫覆取汗，便即效。

又方：常山三兩，甘草半兩，知母一兩。搗，蜜丸，至先發時，服如梧子大十丸，次服減七丸八丸，後五六丸，即差。

又方：先發二時，以炭火床下[9]，令脊腳極暖被覆，過時乃止。此治先寒後熱者。

又方：先炙鼈甲（搗末）方寸匕，至時令三服盡，用火炙，無不斷。

又方：常山三兩，搗篩，雞子白和之丸，空腹三十丸，去發食久三十丸，發時三十丸，或吐或否也，從服藥至過發時，勿飲食。

治溫瘧不下食

知母、鼈甲（炙）、常山各二兩，地骨皮三兩（切），竹葉一升（切），石膏四兩。以水七升，煑二升五合，分溫三服。忌蒜、熱麵、豬、魚。

治㾦瘧

常山、黃連、豉（熬）各三兩，附子二兩（炮）。搗篩，蜜丸。空腹服四丸，欲發三丸，飲下之，服藥後至過發時，勿喫食。

若兼諸痢者

黃連、犀角各三兩，牡蠣、香豉各二兩（竝[10]熬），龍骨四兩。搗篩，蜜丸，服四十丸，日再服，飲下。

無時節發者

常山二兩，甘草一兩半，豉五合（綿裹）。以水六升，煮取三升。再服，快吐。

無問年月，可治三十年者

常山、黃連各三兩。酒一斗，宿漬之，曉以瓦釜煮取六升，一服八合，比發時令得三服，熱當吐，冷當利，服之無不差者，半料合服得。

勞瘧積久，衆治不差者

生長大牛膝一大虎口，以水六升，煮取二升，空腹一服，欲發一服。

禳[11]一切瘧

是日抱雄雞，一時令作大聲，無不差。

又方：未發，頭向南臥，五心及額舌七處，閉氣書"鬼"字。

咒法

發日執一石於水濱，一氣咒云：智智[12]圓圓，行路非難，捉取瘧鬼，送與河官。急急如律令。投於水，不得廻顧。

治一切瘧，烏梅丸方

甘草二兩，烏梅肉（熬）、人參、桂心、肉蓯蓉、知母、牡丹各二兩，常山、升麻、桃人（去皮尖，熬）、烏豆皮（熬膜取皮[13]）各三兩，桃人研，欲丸入之。搗篩，蜜丸，蘇屑臼搗一萬杵。發日，五更酒下三十丸，平旦四十丸，欲發四十丸，不發日空腹四十丸，晚三十丸，無不差。徐服後十餘日，喫肥肉發之也。

乞[14]見瘧

白驢蹄二分（熬），大黃四分，菉豆三分（末），砒霜二分，光明砂半分，雄黃一分。搗，蜜丸如梧子。發日平旦冷水服二丸。七日內忌油。

附方

《外臺秘要》治瘧不瘥。

乾薑、高良薑等分，為末，每服一錢，水一中盞，煎至七分服。

《聖惠方》治久患勞瘧、瘴等方：

用鱉甲三兩，塗酥，炙令黃，去裙為末。臨發時，溫酒調下二錢匕。

治瘧

用桃人一百箇（去皮尖），於乳鉢中細研成膏，不得犯生水，候成膏，入黃丹三錢，丸如梧子大，每服三丸，當發日，面北，用溫酒吞下。如不飲酒，井花水亦得。五月五日午時合，忌雞、犬、婦人見。

又方：用小蒜，不拘多少，研極爛，和黃丹少許，以聚為度，丸如雞頭大，候乾。每服一丸，新汲水下，面東服，至妙。

【校注】

1. 二七枚：當作“各二七枚”。

2. 獨父蒜：常例當作“獨頭蒜”或“獨子蒜”，即不分瓣的蒜。“獨父蒜”得名不詳。

3. 管中：二字似衍。

4. 綰（wǎn）：盤繞，繫結。

5. 义："叉"的俗字。

6. 飰：同"飯"。

7. 比：及；等到。

8. 合：按本方似與下文"無時節發者"一條重，彼條此處作"豉五合"，義長。

9. 床下：似當作"置床下"。

10. 竝：同"並"。

11. 禳（ráng）：去除。

12. 瞔（yuān）瞔：目不明。在此咒文中似無實義。

13. 膜取皮：似當作"摩取皮"。

14. 乞：爲"乞"的俗字，此似當作"凡"。

治卒發癲狂病方第十七

治卒癲疾方

灸陰莖上宛宛中三壯，得小便通，則愈。

又方：灸陰莖上三壯，囊下縫二七壯。

又方：灸兩乳頭三壯，又灸足大指本藂[1] 毛中七壯，灸足小指本節七壯。

又方：取葶藶一升，搗三千杵，取白犬倒懸之，以杖犬，令血出，承取以和葶藶末，服如麻子大一丸，三服取差。

又方：莨菪子三升，酒五升，漬之，出，曝乾，漬盡酒止，搗服一錢匕，日三。勿多，益狂。

又，《小品》癲狂莨菪散

莨菪子三升，末之，酒一升，漬多日，出，搗之，以向汁和絞去滓，湯上煎，令可丸，服如小豆三丸，日三。口面當覺急，頭中有蟲行者，額及手足應有赤色處，如此必是差候。若未見，服取盡矣。

又方：末房葵[2]，溫酒服一刀圭至二三，身潤[3] 又小不仁爲候。

又方：自縊死者繩，燒三指撮，服之。

凡癲疾，發則仆地，吐涎沫，無知，彊掠[4] 起如狂，反遺糞者，難治。

治卒發狂方

燒蝦蟇，搗末，服方寸匕，日三服之，酒服。

又方：臥其人著地，以冷水淋其面，爲終日淋之。

治卒狂言鬼語[5] 方

針其足大拇指爪甲下入少許，即止。

又方：以甑帶急合縛兩手，火灸左右脇，握肘頭文俱起，七壯[6]，須臾，鬼語自道姓名，乞去，徐徐詰問，乃解手耳。

凡狂發則欲走，或自高貴稱神聖，皆應備諸火灸，乃得永差耳。

若或悲泣呻吟者，此爲邪魅，非狂，自依邪方治之

《近效方》已生鼅紙作灰，酒水任下，差。療風癲也。

附方

《斗門方》治癲癎。

用艾於陰囊下穀道正門當中間，隨年數灸之。

《千金方》治風癲百病。

麻人四升，水六升，猛火煑，令牙生[7]，去滓，煎取七合，旦空心服，或發或不發，或多言語，勿怪[8] 之。但人摩手足須定，凡進三劑愈。

又方：治狂邪發無時，披頭大叫[9]，欲殺人，不避水火。苦參，以蜜丸如梧子大，每服十丸，薄荷湯下。

《外臺秘要》治風癇，引脇牽痛，發作則吐，耳如蟬鳴。

天門冬（去心、皮），曝乾，搗篩，酒服方寸匕。若人久服，亦能長生。

《廣利方》治心熱風癇。

爛龍角，濃研汁，食上服二合，日再服。

《經驗後方》治大人小兒久患風癇，纏喉暇嗽[10]，遍身風癢[11]，急中涎潮。

等此[12]藥不大吐逆，只出涎水，小兒服一字[13]。瓜蔕[14]不限多少，細碾爲末。壯年一字，十五已下、老怯半字。早晨井花水下。一食頃，含沙糖[15]一塊，良久涎如水出。年深涎盡，有一塊如涎布水上，如鑑矣。涎盡，食粥一兩日。如吐多困甚，即嚥麝香湯一盞，即止矣。麝細研，溫水調下。昔天平尚書覺昏眩，即服之，取涎有效。

《明皇雜錄》云：開元中有名醫紀朋者，觀人顏色談笑，知病深淺，不待診脉。帝聞之，召於掖庭中，看一宮人，每日臭[16]則笑歌啼號，若狂疾，而足不能履地。朋視之曰：此必因食飽而大促力，頓仆[17]於地而然。乃飲以雲母湯，令熟寐，覺而失所苦。問之乃言：因太華公主載誕，宮中大陳歌吹，某乃主謳，懼其聲不能清且長，喫狪蹄羹，飽而當筵歌大曲，曲罷覺胷中甚熱，戲於砌臺上，高而墜下，久而方惺[18]，病狂，足不能及地。

【校注】

1. 藂：同"叢"。

2. 房葵：常例作“防葵”。

3. 潤：藍川慎謂“潤”通“瞤”。可参。

4. 彊掠：《諸病源候論》卷二《五癲病候》作“彊倞(jìng)”，當從。“彊”同“強”；“倞”，《説文》：“彊也。”

5. 鬼語：指使病人代鬼表述。

6. 以甑帶……七壯：《備急千金要方》卷十四第五同條作：“以甑帶急合縛兩手大指，便灸左右脇下，對屈肋頭，兩處火俱起，各七壯。”義足，可参。

7. 牙生：指煮爛開裂。

8. 恠：“怪”的俗字。

9. 呌：“叫”的俗字。

10. 呿嗽：亦作“呴嗽”。《諸病源候論》卷十四《呴嗽候》：“呴嗽者，猶是咳嗽也。其胸膈痰飲多者，嗽則氣動於痰，上搏喉咽之間，痰氣相擊，隨嗽動息，呼呴有聲，謂之呴嗽。”

11. 風瘖：即“風疹”，亦稱“風癮疹”。因感受風邪皮膚上突起的瘙癢瘰疹。

12. 等此：四庫本作“此等”；《普濟方》卷一百《癇》兩引此方，一方無“等”字，一方連行寫，“等”字當屬上；六醴齋本“等”作“盖”。

13. 一字：古人以銅錢抄取散藥，錢面抄滿藥不滑脱爲一錢匕，取其四分之一爲一字。

14. 蒂：“蒂”的俗訛。

15. 沙糖：即砂糖。《本草綱目·沙糖》〔集解〕引吳瑞曰：“稀者爲蔗糖，乾者爲沙糖。”

16. 日昃：即“日昃”。謂太陽偏西，即午後時。四庫本即作“日昃”。“昃”爲“昃”的俗字。

17. 頓仆：跌倒。

18. 惺：清醒。六醴齋本作“醒”。《證類本草·雲母》作“甦”。

治卒得驚邪恍惚方第十八

治人心下虛悸方

麻黃、半夏等分。搗，蜜丸，服如大豆三丸，日三，稍增之。半夏，湯洗去滑，乾。

若驚憂怖迫逐[1]，或驚恐失財，或激憤惆悵，致志氣錯越，心行違僻不得安定者

龍骨、遠志、茯神、防風、牡蠣各二兩，甘草七兩，大棗七枚。以水八升，煮取二升，分再服，日日作之，取差。

又方：茯苓、乾地黃各四兩，人參、桂各三兩，甘草二兩，麥門冬一升（去心），半夏六兩（洗滑），生薑一斤。以水一斗，又殺烏雞，取血及肝心，煮三升[2]，分四服，日三夜一。其間少食無爽，作三劑，差。

又方：白雄雞一頭（治如食[3]），真珠四兩（切[4]），薤白四兩。以水三升，煮取二升，宿勿食，旦悉食雞等及飲汁盡。

又有鎮心、定志諸丸，在大方中。

治卒中邪鬼，恍惚振噤[5]，方

灸鼻下人中及兩手足大指爪甲本，令艾丸在穴上各七壯。不止，至十四壯，愈。此事本在雜治中。

治女人與邪物交通，獨言獨笑，悲思恍惚者

末雄黃一兩，以松脂二兩溶和，虎爪攪，令如彈丸，夜內火籠中燒之，令女人侵[6]坐其上，被急自蒙，唯出頭耳。一爾未差，不過三劑，過自斷也。

又方：雄黃一兩，人參一兩，防風一兩，五味子一升。搗篩。清旦以井水服方寸匕，三服差。

師往以針[7]五枚内頭髮中，狂病者則以器貯水，三尺新布覆之，橫大刀於上，悉乃矜莊[8]，呼見其人，其人必欲起走，慎勿聽，因取[9]一噴之一呵視[10]，三通，乃熟拭去水，指彈額上近髮際，問欲愈乎，其人必不肯答，如此二七彈乃答。欲因杖[11]針刺鼻下人中近孔内側，空停針，兩耳根前宛宛動中停針，又刺鼻直上入髮際一寸，橫針又刺鼻直上入，乃具詰問，怜怜醒悟則乃止矣。

若男女喜夢與鬼通致恍惚者

鋸截鹿角屑，酒服三指撮，日三。

附方

《張仲景》主心下悸，半夏麻黃丸。二物等分，末，蜜丸如小豆，每服三丸，日三。

《簡要濟衆方》每心藏不安，驚悸善忘，上鬲風熱，化痰。

白石英一兩，朱砂一兩，同研爲散，每服半錢。食後夜臥，金銀湯調下。

心中客熱，膀胱間連脇下氣妨，常旦[12]憂愁不樂，兼心忪者。

取莎草根二大斤，切，熬令香，以生絹袋貯之，於三大斗無灰清酒中浸之，春三月浸一日即堪服，冬十月後，即七日，近暖處乃佳。每空腹服一盞，日夜三四服之，常令酒氣相續，以知[13]爲度。若不飲酒，即取莎草根十兩，加桂心五兩，蕪荑三兩，和搗爲散，以蜜和爲丸，搗一千杵，丸如梧子大。每空腹以酒及薑蜜湯飲汁等下二十丸，日再服，漸加至三十丸，以差爲度。

【校注】

1. 逐:四庫本同;《普濟方》卷十八《怔忡驚悸》引作"遂",屬下,于文較順,當從。

2. 煑三升:似當作"煑取三升"。

3. 治如食:四庫本作"治如食法"。義勝。治,宰殺清洗。

4. 切:此字疑衍。真珠,即珍珠、蚌珠;有時亦指真朱砂。皆不可"切"。

5. 振噤:義同"寒噤"。因寒冷或受驚而身體震顫。

6. 侵:四庫本作"寢"。

7. 針:《普濟方》卷四百十七《風癲狂》作"錢"。

8. 矜莊:嚴肅莊重。

9. 取:《普濟方》卷四百十七《風癲狂》作"取水",可從。

10. 一呵視:四庫本作"又呵視",義長,可從。

11. 杖:當作"拔"。形近之訛。

12. 常旦:《普濟方》卷十六《心實》作"常日",可從。

13. 知:病愈或好轉。

治中風諸急方第十九

治卒中急風,悶亂欲死方
灸兩足大指下橫文中,隨年壯。又別有續命湯。

若毒急不得行者
內筋急者,灸內踝;外筋急者,灸外踝上。二十壯。

若有[1] 腫痹虛者
取白斂二分,附子一分,搗,服半刀圭,每日可三服。

若眼上睛垂[2] 者
灸目兩眥後,三壯。

若不識人者
灸季脇頭各七壯。此脇小肋屈頭也。

不能語者

灸第二槌[3]或第五槌上，五十壯（又別有不得語方，在後篇中矣）。

又方：豉、茱萸各一升，水五升，煮取二升，稍稍服。

若眼反口噤，腹中切痛者

灸陰囊下第一橫理，十四壯。又別有服膏之方。

若狂走，欲研刺人，或欲自殺，罵詈不息，稱鬼語者

灸兩口吻頭赤肉際，各一壯。又灸兩肘屈中，五壯。又灸背胛中間，三壯。三日報灸[4]三。倉公秘法。又應灸陰囊下縫，三十壯。又別有狂邪方。

若發狂者

取車轂[5]中脂如雞子，熱溫淳苦酒，以投脂，甚攪令消，服之令盡。

若心煩恍惚，腹中痛滿，或時絕而復蘇者

取釜下土五升，搗篩，以冷水八升和之，取汁盡服之。口已噤者，強開，以竹筒灌之，使得下，入便愈，甚妙。

若身體角弓反張，四肢不隨，煩亂欲死者

清酒五升，雞白矢一升，搗篩，合和，揚之千遍，乃飲之，大人服一升，日三，少五合，差。

若頭身無不痛，顛倒煩滿欲死者

取頭垢如大豆大，服之。并囊貯大豆，蒸熟，逐痛處熨之，作兩囊，更番爲佳。若無豆，亦可蒸鼠壤土，熨。

若但腹中切痛者

取鹽半斤，熬令[6]盡，著口中。飲熱湯二升，得便吐，愈。

又方：附子六分，生薑三兩（切）。以水二升，煮取一升,分爲再服。

若手足不隨方

取青布燒作煙,就小口器中燻痛處。

又方:豉三升,水九升,煮取三升,分三服。又,取豉一升,微熬,囊貯,漬三升酒中,三宿,溫服,微令醉爲佳。

若身中有掣痛,不仁不隨處者

取乾艾葉一斜[7]許,丸之,內瓦甑下,塞餘孔[8],唯留一目[9]。以痛處著甑目下[10],燒艾以燻之,一時間愈矣。

又方:取朽木[11]削之,以水煮令濃,熱灼灼爾,以漬痛處,效。

若口噤不開者

取大豆五升,熬令黃黑,以酒五升,漬取汁。以物強發口而灌之,畢,取汗。

又方:獨活四兩,桂二兩。以酒水二升,煮取一升半,分爲三服,開口與之,溫臥,火炙,令取汗。

若身直不得屈伸反覆者

取槐皮(黃白者)切之,以酒共水六升,煮取二升,去滓,適寒溫,稍稍服之。

又方:刮枳樹皮,取一升,以酒一升,漬一宿,服五合至一升,酒盡更作,差。

若口喎僻者

銜奏[12]灸口吻口橫文間,覺火熱便去艾,即愈。勿盡艾,盡艾則太過。若口左僻,灸右吻;右僻,灸左吻。又,灸手中指節上一丸,喎右灸左也。又有灸口喎法,在此後也。

又方:取空青末,著口中,入咽即愈。姚同。

又方：取蜘蛛子摩其偏急頰車[13]上，候視正則止。亦可向火摩之。

又方：牡蠣、礬石、附子、竈中黃土分等。搗末，以三歲雄雞冠血和傅，急上，持水著邊，視欲還正，便急洗去藥。不著更塗上，便愈。

又方：鼈甲、烏頭[14]塗之，欲正，即揭去之。

若四肢逆冷，吐清汁，宛轉[15]啼呼者

取桂一兩，㕮咀，以水三升，煑取二升，去滓，適寒溫，盡服。

若關節痛疼

蒲黃八兩，附子一兩（炮），合末之，服一錢匕，日三，稍增至方寸匕。

若骨節疼煩，不得屈伸，近之則痛，短氣得汗[16]出，或欲腫者

附子二兩，桂四兩，朮三兩，甘草二兩。水六升，煑取三升，分三服，汗出愈也。

若中暴風，白汗[17]出如水者

石膏、甘草各等分。搗，酒服方寸匕。日移一丈，輒一服也。

若中緩風，四支不收者

豉三升，水九升，煑取三升，分爲三服，日二作之。亦可酒漬煑飲之。

若卒中風癱，身體不自收，不能語，迷眛[18]不知人者

陳元狸骨膏至要，在備急藥方中。

附方（頭風頭痛附）

《經驗方》治急中風，目瞑牙噤，無門下藥者，用此末

子,以中指點末,揩齒三二十,揩大牙左右,其口自開,始得下藥,名開關散[19]。

天南星(搗為末)、白龍腦二件各等分,研,自五月五日午時合。患者只一字至半錢。

《簡要濟眾》治中風口噤不開,涎潮吐方:

用皂角一挺[20],去皮,塗豬脂,炙令黃色,為末。每服一錢匕,非時[21]溫酒服。如氣實脉大,調二錢匕;如牙關不開,用白梅揩齒,口開即灌藥,以吐出風涎,差。

治中風不省人事,牙關緊急者。

藜蘆一兩(去蘆頭,濃煎),防風(湯浴過,焙乾,碎切,炒微褐色)。搗為末。每服半錢,溫水調下,以吐出風涎為效。如人行二里,未吐,再服。

又,治膽風毒氣,虛實不調,昏沉睡多。

酸棗人一兩(生用),金挺蠟茶二兩(以生薑汁塗炙,令微焦)。搗,羅為散。每服二錢,水七分,煎六分,無時溫服。

《孫尚藥》治卒中風,昏昏若醉,形體惛悶,四肢不收,或倒或不倒,或口角似斜,微有涎出,斯須不治,便為大病,故傷人也。此證風涎潮於上膈,痹氣不通,宜用急救稀涎散。

豬牙皂角四挺(須是肥實不蚛[22],削去黑皮),晉礬一兩(光明通瑩者),二味同搗,羅為細末,再研為散。如有患者,可服半錢,重者三字匕,溫水調灌下。不大嘔吐,只是微微涎稀令出,或一升二升,當時惺惺[23],次緩而調治。不可便大段[24]治,恐過傷人命。累經效,不能盡述。

《梅師方》療癱緩[25]風，手足軃曳[26]，口眼喎斜，語言謇澀，履步不正，神驗烏龍丹。

川烏頭（去皮臍了）、五靈脂各五兩。右爲末，入龍腦、麝香，研令細勻，滴水丸如彈子大。每服一丸，先以生薑汁研化，次煖酒調服之，一日兩服，空心晚食前服。治一人，只三十丸，服得五七丸，便覺擡得手，移得步，十丸可以自梳頭。

《聖惠方》治一切風疾，若能久服，輕身明目，黑髭駐顔。

用南燭樹，春夏取枝葉，秋冬取根皮，揀擇，細剉五升，水五斗，慢火煎取二斗，去滓，別於净鍋中，慢火煎如稀餳[27]，以甆瓶貯，温酒下一匙，日三服。

又方：治風立有奇效。用木天蓼一斤，去皮，細剉，以生絹袋貯，好酒二斗浸之，春夏一七日，秋冬二七日後開。每空心、日午、初夜合温飲一盞，老幼臨時加減。若長服，日只每朝一盞。

又方：治中風口喎。巴豆七枚，去皮爛研。喎左塗右手心，喎右塗左手心。仍以煖水一盞，安向手心，須臾即便正，洗去藥，并頻抽掣中指。

又方：治風頭旋。用蟬殼二兩，微炒爲末，非時温酒下一錢匕。

《千金方》治中風，面目相引偏僻，牙車急，舌不可轉。

桂心，以酒煑取汁，故布蘸搨[28]病上，正即正[29]。左喎搨右，右喎搨左，常用大效。

又方：治三年中風不較[30]者：松葉一斤（細切之），以

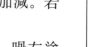

酒一斗，煑取三升，頓服，取汗出，立差。

又方：主卒中風，頭面腫。杵杏人如膏，傅之。

又方：治頭面風，眼瞤鼻塞，眼暗冷泪。杏人[31]三升，爲末，水煑四五沸。洗頭冷汗盡，三度差。

《外臺秘要》治卒中風口喎。

皂角五兩（去皮），爲末，三年大醋和，右喎塗左，左喎塗右，乾及[32]傅之，差。

又，治偏風及一切風。桑枝（剉）一大升，用今年新嫩枝，以水一大斗，煎取二大升，夏用井中沉，恐酢壞。每日服一盞，空心服，盡又煎服，終身不患偏風。若預防風，能服一大升，佳。

又，主風，身體如蟲行。鹽一斗，水一石，煎減半，澄清，溫洗三五度。治一切風。

《葛氏方》治中風寒，瘖[33]直口噤不知人。

雞屎白一升，熬令黃，極熱，以酒三升和，攪去滓，服。

《千金翼方》治熱風汗出心悶。

水和雲母服之。不過，再服，立差。

《篋中方》治風頭及腦掣痛不可禁者，摩膏主之。

取牛蒡莖葉，搗取濃汁二升，合無灰酒一升，鹽花一匙頭，煻火煎令稠成膏，以摩痛處，風毒散自止。亦主時行頭痛。摩時須極力，令作熱，乃速效。冬月無葉，用根代之亦可。

《經驗後方》治中風及壅滯。

以旋覆花（洗塵令净），搗末，鍊蜜丸，如梧子大。夜臥，以茶湯下五丸至七丸十丸。

又方：解風熱，疏積熱、風壅，消食化氣、導血、大解壅滯。大黃四兩，牽牛子四兩（半生半熟），爲末，鍊蜜爲丸，如梧子大。每服茶下一十丸。如要微動，喫十五丸。冬月宜服，並不搜攪[34]人。

《集驗方》治風熱心躁，口乾狂言，渾身壯熱及中諸毒，龍腦甘露丸。

寒水石半斤，燒半日，浄地坑内，盆合四面，濕土壅起，候經宿取出，入甘草（末）、天竺黃各二兩，龍腦二分，糯米膏丸，彈子大，蜜水磨下。

《食醫心鏡》主中風，心肺風熱，手足不隨，及風痹不任，筋脉五緩，恍惚煩躁。

熊肉一斤，切，如常法，調和作腌臘。空腹食之。

又，主風攣拘急偏枯，血氣不通利。

鴈[35]肪四兩，鍊，濾過。每日空心煖酒一盃[36]，肪一匙頭，飲之。

同經曰：治歷節諸風，骨節疼痛，晝夜不可忍者。

没藥半兩（研），虎腦骨三兩（塗酥炙黃色，先搗羅爲散），與没藥同研令細，温酒調二錢，日三服，大佳。

《聖惠方》治歷節風，百節疼痛不可忍。

用虎頭骨一具，塗酥，炙黃，槌[37]碎，絹袋貯，用清酒二斗，浸五宿。隨性多少，煖飲之，妙。

《内臺[38]秘要》方療歷節諸風，百節酸痛不可忍。

松脂三十斤，鍊五十遍，不能五十遍，亦可二十遍。用以鍊酥三升，温和松脂三升，熟攪令極稠，旦空腹以酒服方寸匕，日三。數食麵粥爲佳，慎血腥、生冷、酢物、果子一百日，差。

又方:松節酒。主歷節風,四肢疼痛如解落。

松節二十斤,酒五斗,漬二七日。服一合,日五六服。

《斗門方》治白虎風所患不以[39],積年久治無效,痛不可忍者。

用腦麝[40]、楓柳皮不限多少,細剉焙乾,浸酒,常服,以醉爲度,即差。今之寄生楓樹上者,方堪用,其葉亦可制。砒霜粉,尤妙矣。

《經驗後方》治白虎風,走注疼痛,兩膝熱腫。

虎脛骨(塗酥,炙)、黑附子(炮裂,去皮臍)各一兩,爲末,每服溫酒調下二錢匕,日再服。

《外臺秘要》治癧瘍風及三年。

酢磨烏賊魚骨。先布磨,肉赤即傅之。

又,治癧瘍風。酢磨硫黃傅之,止。

《聖惠方》治癧瘍風。

用羊蹄菜根於生鐵上,以好醋磨,旋旋刮取,塗於患上。未差,更入硫黃少許,同磨,塗之。

《集驗方》治頸項及面上白駁[41],浸淫漸長,有似癬,但無瘡,可治。

鰻鱺魚脂傅之。先拭剝[42]上,刮使燥痛,後以魚脂傅之,一度便愈,甚者不過三度。

《聖惠方》治白駁。

用蛇蛻,燒末,醋調,傅上,佳。

又方:治中風煩熱,皮膚瘙痒。用醍醐[43]四兩,每服酒調下半匙。

《集驗方》治風氣客於皮膚,瘙痒不已。

蜂房（炙過）、蟬蛻等分，爲末，酒調一錢匕，日三二服。

又方：蟬蛻、薄苛[44]等分，爲末，酒調一錢匕，日三服。

《北夢瑣[45]言》云：有一朝士見梁奉御，診之曰：風疾已深，請速歸去。朝士復見郫州馬醫趙鄂者，復診之，言疾危，與梁所説同矣。曰：只有一法，請官人試喫消梨[46]，不限多少，咀齗[47]不及，絞汁而飲。到家旬日，唯喫消梨，頓爽矣。

《千金方》治頭風頭痛。

大豆三升，炒令無聲，先以貯一斗二升，瓶一隻，貯九升清酒，乘豆熱，即投於酒中，蜜泥封之七日，溫服。

《孫真人方》治頭風痛。

以豉湯洗頭，避風，即差。

《千金翼》治頭風。

搗葶藶子，以湯淋取汁，洗頭上。

又，主頭風。沐頭。吳茱萸二升，水五升，煑取三升，以綿染拭髮根。

《聖惠方》治頭風痛。每欲天陰雨，風先發者。

用桂心一兩，爲末，以酒調如膏，用傅頂上并額角。

陳藏器《拾遺》序云：頭疼欲死。

鼻內吹消石[48]末，愈。

《日華子》云：治頭痛。

水調決明子，貼太陽穴。

又方：決明子作枕，勝黑豆。治頭風，明目也。

《外臺秘要》治頭疼欲裂。

當歸二兩，酒一升，煑取六合，飲至再服。

《孫兆口訣》云：治頭痛。

附子（炮）、石膏（煅）等分，爲末，入腦麝少許，茶酒下半錢。

《斗門方》治卒頭痛。

白殭蠶，碾爲末，去絲，以熟水[49]二錢匕，立差。

又方：治偏頭疼。用京芎，細剉，酒浸服之，佳。

《博濟方》治偏頭疼，至靈散。

雄黃、細辛等分，研令細。每用一字[50]已下，左邊疼，吹入右鼻；右邊疼，吹入左鼻，立效。

《經驗後方》治偏頭疼，絕妙。

蓽撥，爲末，令患者口中含溫水，左邊疼，令左鼻吸一字；右邊疼，令右鼻吸一字，效。

《集驗方》治偏正頭疼。

穀精草一兩，爲末，用白麵調，攤紙花子[51]上，貼疼處，乾又換。

偏頭疼方。用生蘿蔔汁一蜆殼，仰臥，注鼻。左痛注左，右痛注右，左右俱注亦得，神效。

《外臺秘要》頭風白屑如麩糠，方：

豎截楮木，作枕，六十日一易新者。

【校注】

1. 若有：本條原連屬上條。藍川慎認爲“若”以下當另起，據此分段。

2. 若眼上睛垂：《備急千金要方》卷八《諸風》作“眼戴精上插”。較長。

3. 槌：通“椎”，脊椎骨。

108

4. 報灸：重複灸。

5. 轂（gǔ）：車輪中間插車軸的部分。

6. 令：《證類本草·食鹽》作“令水”，當據補。

7. 斜：《醫心方》卷三《治中風身體不仁方》引作“斛”，當從。

8. 孔：《醫心方》卷三《治中風身體不仁方》作“目”，當從。

9. 目：孔洞。此指甑箄（隔屜）上的孔。

10. 下：《醫心方》卷三《治中風身體不仁方》引作“上”，當從。

11. 朽木：《醫心方》卷三《治中風身體不仁方》引作“好木”。

12. 奏：《醫心方》卷三《治中風口喎方》同。該書原校認爲當作“桊”。桊（juàn），亦作“棬”，穿在牛鼻上的小木棍兒或小鐵環，可銜於口中。此校可參。

13. 頰車：下巴骨。此指下巴。

14. 鼈甲烏頭：《醫心方》卷三《治中風口喎方》作“鱉血和烏頭”，義勝。

15. 宛轉：腹痛屈伸貌。

16. 得汗：《醫心方》卷三《治中風四支不屈伸方》作“自汗”。當從。

17. 白汗：《醫心方》卷三《治中風四支不屈伸方》作“自汗”。當從。

18. 迷昧：昏迷糊塗。

19. 開關散：三字原在下行行首，據文意移。

20. 挺：量詞。用於挺直物。一支皂莢爲一挺。

21. 非時：猶言“無時”，謂不限時。

22. 蚛（zhòng）：蟲蛀；蟲咬過的。

23. 惺惺：清醒。

24. 大段：十分。此指用重劑治療。

25. 癱緩：即今之“癱瘓”。

26. 嚲（duǒ）曳：肢體困頓無力之貌。

27. 餳（táng）：古“糖”字。特指飴糖。

28. 搨(tà)：同"搨"。《備急千金要方》卷八《風懿》作"搨"。

29. 正即正：《備急千金要方》卷八《風懿》作"正則止"。當據改。四庫本作"正即止"。六醴齋本作"當即正"。

30. 較：亦作"校"，病愈。四庫本作"效"。

31. 杏人：當作"杏人"。本方《證類本草》正在"杏人"條下。四庫本亦作"杏人"。

32. 及：當作"乃"。四庫本正作"乃"。

33. 瘟：《證類本草·丹雄雞》引《葛氏方》作"瘂"。義勝。

34. 搜攪：擾動。

35. 鴈："雁"的俗字。

36. 盃：同"杯"。

37. 槌：捶打。

38. 內臺：當作"外臺"。

39. 以：四庫本作"已"，當從。

40. 腦麝：龍腦與麝香的合稱。

41. 白駁：白斑。"駁"，同"駁"。

42. 剥：借作"駁"。

43. 醍醐：煉製酥酪時，上層提制出的油。

44. 薄苛：即薄荷。四庫本正作"薄荷"。

45. 瑣：同"瑣"。

46. 消梨：梨的一種。又稱香水梨、含消梨。體大、形圓，可入藥。

47. 齕(hé)：咬；嚼。

48. 消石：又稱"火硝"，可制火藥。今例作"硝石"。

49. 熟水：四庫本作"熟水下"，當據補。

50. 一字：見前《治卒發癲狂病方第十七》注。四庫本作"一匙"，可參。

51. 紙花子：裁切好的紙片。又稱"紙花"。明代劉若愚《酌中志·內臣佩服紀略》："紙花者，即白紙裁成方葉如碗大，備寫字、唾痰、擦手之用。"古代又用於治療瘡瘍癰疽等外科疾患的醫用貼紙。

治卒風瘖不得語方第二十

治卒不得語方

以苦酒煑苆子[1]，薄[2]頸一周，以衣苞[3]，一日一夕乃解，即差。

又方：煑大豆，煎其汁令如飴，含之。亦但[4]濃煑，飲之。

又方：煑豉汁，稍服之一日，可美酒半升中攪，分爲三服。

又方：用新好桂，削去皮，搗篩，三指撮，著舌下，咽之。

又方：剉穀[5]枝葉，酒煑熱灰中，沫出，隨多少飲之。

治卒失聲，聲噎不出方

橘皮五兩[6]，水三升，煑取一升，去滓，頓服，傾合服之。

又方：濃煑苦竹葉，服之，差。

又方：搗襄荷根，酒和，絞飲其汁。此本在雜治中。

又方：通草、乾薑、附子、茯神各一兩，防風、桂、石膏各二兩，麻黃一兩半，白术半兩，杏人三十枚。十物，搗篩，爲末，蜜丸如大豆大。一服七丸，漸增加之。凡此皆中風。又，有竹瀝諸湯甚多，此用藥雖少，而是將治所患，一劑不差，更應服之。

又方：針大槌[7]旁一寸五分，又刺其下，停針之。

又方：礜石、桂，末，綿裹如棗，内舌下，有唾[8]出之。

又方：燒馬勒嘞[9]鐵令赤，内一升苦酒中，破一鷄子，合和，飲之。

若卒中冷，聲嘶啞者

甘草一兩，桂二兩，五味子二兩，杏人三十枚，生薑八兩（切）。以水七升，煮取二升，爲二服，服之。

附方

《經驗後方》治中風不語。獨活一兩（剉），酒二升，煎一升，大豆五合，炒有聲，將藥酒熱投，蓋良久。温服三合，未差，再服。

又方：治中風不語，喉中如拽鋸聲，口中涎沫。取藜蘆一分，天南星一箇，去浮皮，却臍子上陷一箇坑子，内入陳醋一橡斗子，四面用火逼[10]令黄色，同一處搗，再研極細，用生蜜爲丸，如赤豆大。每服三丸，温酒下。

《聖惠方》治中風，以大聲咽喉不利。以蘘荷根二兩，研，絞取汁，酒一大盞相和，令匀，不計時候，温服半盞。

【校注】

1. 苀子：《外臺秘要》卷十四《風失音不語方》、《證類本草·芥子》引《肘後方》並作"芥子"，較是。

2. 薄：通"傅"，敷藥。即今"敷"字。

3. 苞：通"包"，包扎。

4. 但：六醴齋本作"可"。

5. 榖（gǔ）：樹名。亦稱構樹、楮樹。

6. 兩：《醫心方》卷三《治聲噎不出方》作"具"。

7. 大槌：同"大椎"。

8. 唾：《醫心方》卷三《治聲噎不出方》作"唾吐"。

9. 嘞：同"衔"，四庫本正作"衔"。

10. 逼:通"煏"。火烤乾。《玉篇》:"煏,火乾也。"

治風毒腳弱痹滿上氣方第二十一

脚氣[1]之病,先起嶺南,稍[2]來江東,得之無漸,或微覺疼痹,或兩脛小滿,或行起忽弱[3],或小腹不仁,或時冷時熱,皆其候也,不即治,轉上入腹,便發氣,則殺人。治之多用湯、酒、摩膏,種數既多,不但一劑,今只取單效用,兼灸法

取好豉一升,三蒸三曝乾,以好酒三斗漬之,三宿可飲,隨人多少。欲預防,不必待時,便與酒煮豉服之,脚弱其得小愈,及更營諸方服之,幷及灸之[4]。

次服獨活酒方

獨活五兩,附子五兩(生用,切)。以酒一斗,漬經三宿,服從一合始,以微痹爲度。

又方:白礬石二斤,亦可用鐘乳(末),附子三兩,豉三升。酒三斗,漬四五日,稍飲之。若此有氣,加蘇子二升也。

又方:好硫黃三兩(末之),牛乳五升。先煮乳水五升,仍[5]内硫黃,煎取三升。一服三合亦可。直以乳煎硫黃,不用水也。卒無牛乳,羊乳亦得。

又方法:先煎牛乳三升,令減半,以五合,輒服硫黃末一兩,服畢,厚蓋取汗,勿令得風,中間更一服,暮又一服。若已得汗,不復更取,但好將息,將護之。若未差愈,後數日中亦可更作。若長將,亦可煎爲丸,北人服此治脚多效,但須極好硫黃耳,可預備之。

若脛已滿,捏之没指者

但勒[6]飲烏犢牛溺二三升,使小便利,息[7]漸漸消。

當以銅器，尿取新者爲佳。無烏牛，純黃者，亦可用之。

又方：取牽牛子，搗，蜜丸，如小豆大，五丸[8]。取令小便利。亦可正爾[9]吞之，其子黑色，正似梂子[10]核形，市人亦賣之。

又方：三白根，搗碎，酒飲之。

又方：酒若水煮大豆，飲其汁。又，食小豆亦佳。又，生研胡麻，酒和服之，差。

又方：大豆三升，水一斗，煮取九升，内清酒九升，又煎取九升，稍稍飲之，小便利，則腫歇也。

其有風引、白鷄、竹瀝、獨活諸湯，及八風、石斛、狗脊諸散，並別在大方中。

金芽[11]酒最爲治之要，今載其方

蜀椒、茵芋、金牙、細辛、莔草、乾地黃、防風、附子、地膚、蒴藋、升麻各四兩，人參三兩，羌活一斤，牛膝五兩。十四物，切，以酒四斗，漬七日，飲二三合，稍加之。亦治口不能言、脚屈，至良。

又，有側子酒，亦效。

若田舍貧家，此藥可釀。枝藋及松節、松葉皆善

枝藋（净洗，剉之）一斛，以水三斛，煮取九斗，以漬麴，及煮去滓[12]。取一斛，漬飯，釀之如酒法，熟即取飲，多少任意。可頓作三五斛。若用松節葉，亦依准此法，其汁不厭濃也。患脚屈，積年不能行，腰脊攣痺，及腹内緊結者，服之不過三五劑，皆平復。如無釀，水邊商陸亦佳。

其灸法，孔穴亦甚多，恐人不能悉皆知處，今止疏[13]要者，必先從上始，若直灸脚，氣上不泄則危矣。

先灸大椎。在項上大節高起者，灸其上面一穴耳。

若氣[14]，可先灸百會五十壯，穴在頭頂凹中也。

肩井各一百壯。在兩肩小近頭凹處，指捏之，安令正得中穴耳。

次灸膻中五十壯。

在胸前兩邊對乳臂厭骨解間，指按覺氣翕翕爾[15]是也。一云：正臂中一穴也。

次灸巨闕。在心厭尖尖四下[16]一寸，以尺度之。凡灸以上部五穴，亦足治其氣。若能灸百會、風府、胃管及五藏腧，則益佳，視病之寬急耳。諸穴出《灸經》，不可具載之。

次乃灸風市百壯。在兩髀[17]外，可平倚垂手直掩髀上，當中指頭大筋上，捻[18]之自覺好也。

次灸三里二百壯。以病人手橫掩下[19]，併四指，名曰一夫[20]指，至膝頭骨下指中節是其穴，附脛骨外邊，捻之凹凹然也。

次灸上廉，一百壯。又灸三里下一夫[21]。

次灸下廉，一百壯。又在上廉下一夫。

次灸絕骨，二百壯。在外踝上三寸餘，指端取踝骨上際，屈指頭四寸便是，與下廉頗相對，分間二穴也。

此下一十八穴，並是要穴，餘伏兔、犢鼻穴，凡灸此壯數，不必頓畢，三日中報灸[22]合盡。

又方：孔公孽二斤，石斛五兩。酒二斗，浸，服之。

附方

《斗門方》治卒風毒，腫氣急痛。

以柳白皮一斤，剉，以酒煮令熱。帛裹熨腫上，冷再煮，易之，甚妙也。

《聖惠方》治走注風毒疼痛。

用小芥子，末，和雞子白，調傅之。

《經驗後方》治風毒，骨髓疼痛。

芍藥二分，虎骨一兩（炙），爲末，夾絹袋[23]貯，酒三升，漬五日。每服二合，日三服。

《食醫心鏡》除一切風濕痹，四肢拘攣。

蒼耳子三兩，搗末，以水一升半，煎取七合，去滓，呷之。

又，治筋脉拘攣，久風濕痹，下氣，除骨中邪氣，利腸胃，消水腫，久服輕身益氣力。

薏苡人一升，搗，爲散，每服以水二升，煑兩匙末，作粥。空腹食。

又，主補虛，去風濕痹。

醍醐二大兩，煖酒一盃，和醍醐一匙，飲之。

《經驗方》治諸處皮裏面痛。

何首烏，末，薑汁調成膏。痛處以帛子裏之，用火炙鞋底，熨之，妙。

《孫真人方》主脚氣及上氣。

取鯽魚（一尺長者）作膾，食一兩頓，差。

《千金翼》治脚氣衝心。

白礬二兩，以水一斗五升，煎三五沸，浸洗脚，良。

《廣利方》治脚氣衝煩，悶亂不識人。

大豆一升，水三升，濃煑取汁，頓服半升。如未定，可更服半升，即定。

蘇恭云：凡患脚氣，每旦任意飽食，午後少食，日晚不食，如飢可食豉粥。若瞑不消，欲致霍亂者，即以高良薑一兩，打碎，以水三升，煑取一升，頓服盡，即消，待極飢，乃食一椀薄粥，其藥唯極飲之，良。若卒無高良薑，母薑一兩代之，以清酒一升，煑令極熟，和滓食之，雖不及高良薑，亦大效矣。

《唐本注》云：脚氣，煑菰草濃汁，漬之，多差。

《簡要濟衆》治脚氣連腿腫滿，久不差方：

黑附子一兩，去皮臍，生用，搗爲散，生薑汁調如膏。塗傅腫上，藥乾再調塗之，腫消爲度。

【校注】

1. 脚氣：古病證名。以腿脚軟弱爲主症。

2. 稍：逐漸。

3. 忽弱：《外臺秘要》卷十九《脚氣痹弱方》作"忽屈弱"。可參。

4. 及更營諸方服之幷及灸之：藍川慎謂二"及"字都當作"乃"。

5. 先煑乳水五升仍：《外臺秘要》卷十九《脚氣痹弱方》作"以水五升，先煮乳水至五升，乃"。

6. 勒：《證類本草·牛角䚡》作"勤"，義長，當據改。

7. 息：《證類本草·牛角䚡》下無此字，義長。

8. 五丸：《外臺秘要》卷十九《脚氣痹弱方》作"每服五丸，生薑湯下"。

9. 正爾：亦作"直爾"。徑直地。

10. 梂(qiú)子：櫟(lì)樹的果實。

11. 金芽：當依下文作"金牙"。一種石類藥，金黃色者良，故名。

12. 及煑去滓：《外臺秘要》卷十九《脚氣痹弱方》作"又以水二斛，煮滓"。

13. 疏：分條記述。

14. 若氣：二字義不足，疑有誤。

15. 翕翕爾：氣流貌。

16. 尖尖四下：藍川慎所據底本（版本未詳）作"突尖正下"。

17. 髀：大腿。

18. 捻：古同"捏"。

19. 下：當作"膝下"。

20. 一夫：針灸中量取長度的方法，平展手四指（除大拇指），中節橫寬爲一夫，亦即同身寸三寸。

21. 又灸三里下一夫：《備急千金要方》卷七第一類似條作"在三里下一夫"。據此，"灸"宜作"在"；或"又"當作"又云"。

22. 報灸：重複灸。

23. 夾絹袋：複層的絹袋。

治服散卒發動困篤方第二十二

凡服五石[1] 護命、更生及鐘乳寒食之散，失將和節度，皆致發動其病，無所不爲。若發起倉卒，不以漸而至者，皆是散勢也，宜及時救解之。

若四肢身外有諸一切痛違常者

皆即冷水洗數百遍，熱有所衝，水漬布巾，隨以揄[2]之。又，水漬冷石以熨之，行飲煖酒，逍遙起行。

若心腹內有諸一切疾痛違常，煩悶惛恍[3] 者，急解之

取冷熱[4]，取溫酒飲一二升，漸漸稍進，覺小寬，更進冷食。其心痛者，最急，若肉冷，口已噤，但折齒下熱酒，差。

若腹內有結堅熱癖使[5] 衆疾者，急下之

梔子十四枚，豉五合。水二升，煑取一升，頓服之。

熱甚，已發瘡者，加黃芩二兩。

癖食猶不消，惡食畏冷者，更下

好大黃（末）半升，芒消半升，甘草二兩，半夏、黃芩、芫花各一分。搗爲散，藏蜜器中。

欲服，以水八升，先煑大棗二十枚，使爛，取四升，去棗，乃内藥五方寸匕，攪和，著火上，三上三下，畢，分三服。旦一服便利者，亦可停。若不快，更一服。下後即作酒粥，食二升，次作水殂[6]進之。不可不即食，胃中空虛，得熱入，便殺人矣。

得下後應長將備急

大黃、葶藶、豉各一合，杏人、巴豆三十枚。搗，蜜丸如胡豆大，旦服二枚。利者減之，痞者加之。

解散湯方、丸、散、酒甚多，大要在於將冷，及數自下，惟取通利，四體欲常勞動，又不可失食致飢，及饐飯臭魚肉，兼不可熱飲食、厚衣、向火、冒暑遠行，亦不宜過風冷。大都每使於體粗堪任爲好。若已病發，不得不強自澆[7]耳。所將藥，每以解毒而冷者爲宜。服散覺病去，停住，後二十日三十日便自服。常若留結不消，猶致煩熱，皆是失度，則宜依法防治。此法乃多爲貴樂人用，而賤苦者服之，更少發動，當以得寒勞故也。恐脫[8]在危急，故略載此數條，以備忽卒。餘具大方中。

附方

《聖惠方》治乳石發動，壅熱，心悶，吐血。

以生刺薊，搗，取汁，每服三合，入蜜少許，攪勻，服之。

《食療》云[9]：若丹石熱發。

菰[10]根和鯽魚煮作羹，食之，三兩頓，即便差耳。

【校注】

1. 五石：五石散。以五種石藥配製而成。具體處方不一。

2. 㨶：當作"搨"。同"揭"。撲貼；厚敷。

3. 惛恍：猶言"恍惚"。"惛"，同"昏"。

4. 取冷熱：三字不諧。六醴齋本無此三字。四庫本無"取"字。

5. 使：《醫心方》卷十九《服石發動救解法》作"便生"，義長，可從。

6. 水飧（sūn）：飧，同"飱"。水泡飯。《玉篇》："飧，水和飯也。"

7. 澆：以大量冷水澆淋身體以取冷。這是古人服石發熱的主要後續補救手段。

8. 脫：或。

9. 食療云：依例當作"食療方"。六醴齋本作"食療去"。

10. 菰（gū）：茭白。

治卒上氣咳嗽方第二十三

治卒上氣，鳴息便欲絕。方

搗韭絞汁，飲一升許，立愈。

又方：細切桑根白皮三升，生薑三兩，吳茱萸半升。水七升，酒五升，煮三沸，去滓，盡服之，一升入口則氣下。千金不傳方。

又方：茱萸二升，生薑三兩。以水七升，煮取二升，分爲三服。

又方：麻黃四兩，桂、甘草各二兩，杏人五十枚（熬之）。搗爲散，溫湯服方寸匕，日三。

又方：末人參，服方寸匕，曰五六。

氣嗽不問多少時者，服之便差。方

陳橘皮、桂心、杏人（去尖皮，熬）。三物，等分，搗，蜜丸。每服飯後須茶湯下二十丸。

忌生葱。史侍郎傳。

治卒厥逆上氣，又[1] 兩心脇下痛滿，淹淹[2] 欲絕。方

溫湯令灼灼爾，以漬兩足及兩手，數易之也。

此謂奔豚病，從卒驚怖憂追[3] 得之，氣下縱縱衝心胷[4]，臍間築築[5]，發動有時，不治殺人。諸方用藥皆多，又必須殺豚，唯有一湯但可辦耳。

甘草二兩，人參二兩，桂心二兩，茱萸一升，生薑一斤，半夏一升。以水一斗，煑取三升，分三服。此藥宜預蓄，得病便急合之。

又方：麻黃二兩，杏人一兩（熬令黃）。搗散，酒散[6]方寸匕，數服之，差。

治卒乏氣，氣不復報[7] 肩息。方

乾薑三兩，㕮咀，以酒一升，漬之。每服三合，日三服。

又方：度手拇指，折度[8] 心下，灸三壯，差。

又方：麻黃三兩（先煎，去沫），甘草二兩。以水三升，煑取一升半，分三服。差後，欲令不發者，取此二物，并熬杏人五十枚，蜜丸服，如桐子大四五丸，日三服，差。

又方：麻黃二兩，桂、甘草各一兩，杏人四十枚。以水六升，煑取二升，分三服。此三方，並各[9] 小投杯湯，有氣疹[10]者，亦可以藥搗作散，長將服之。多冷者，加乾薑三兩；多痰者，加半夏三兩。

治大走馬及奔趂[11]**喘乏，便飲冷水，因得上氣發熱。方**

用竹葉三斤，橘皮三兩。以水一斗，煑取三升，去滓，分爲三服，三日一劑，良。

治大熱行極，及食熱餅，竟飲冷水過多，衝咽不即消，仍以發氣，呼吸喘息。方

大黃、乾薑、巴豆等分，末，服半錢匕，若得吐下，即愈。

若猶覺停滯在心胷，膈中不利者

芤蔕二分，杜衡三分，人參一分。搗篩，以湯服一錢匕，日二三服，效。

治肺痿咳嗽，吐涎沫，心中温温[12]**，烟燥**[13]**而不渴者**

生薑五兩，人參二兩，甘草二兩，大棗十二枚。水三升，煑取一升半，分爲再服。

又方：甘草二兩，以水三升，煑取一升半，分再服。

又方：生天門冬（搗取汁）一斗，酒一斗，飴一升，紫苑[14]四合。銅器於湯上煎可丸，服如杏子大一丸，日可三服。

又方：甘草二兩，乾薑三兩，棗十二枚，水三升，煑取一升半，分爲再服。

卒得寒冷上氣。方

乾蘇葉三兩，陳橘皮四兩，酒四升，煑取一升半，分爲再服。

治卒得咳嗽。方

用釜月下土[15]一分，豉七分。搗，爲丸梧子大，服十四丸。

又方：烏雞一頭（治如食法），以好酒漬之半日，出雞，服酒。一云：苦酒一斗，煑白鶏，取三升，分三服，食雞肉。莫與鹽食則良。

又方：從大椎下第五節下、六節上空間，灸一處，隨年[16]。并治上氣。

又方：灸兩乳下黑白肉際，各百壯，即愈。亦治上氣。灸臂前對乳一處，須隨年壯也。

又方：茺[17]人三升，去皮，搗，著器中，蜜封頭，蒸之一炊，傾出曝乾，絹袋貯，以內二斗酒中六七日，可飲四五合，稍增至一升，喫之。

又方：飴糖六兩，乾薑六兩（末之），豉二兩。先以水一升，煑豉，三沸，去滓，內飴糖，消，內乾薑。分爲三服。

又方：以飴糖雜生薑屑，蒸三斗米下。食如彈子丸，日夜十度服。

又方：豬腎二枚（細切），乾薑三兩（末）。水七升，煑二升，稍稍服，覆取汗。

又方：灸烏[18]心，食之，佳。

又方：生薑汁、百部汁，和同，合煎，服二合。

又方：百部根四兩，以酒一斗，漬再宿，火煖，服一升，日再服。

又方：椒二百粒（搗，末之），杏人二百枚（熬之），棗百枚（去核）。合搗，令極熟，稍稍合如棗許大，則服之。

又方：生薑三兩（搗取汁），乾薑屑三兩，杏人一升（去皮，熬）。合搗爲丸。服三丸，日五六服。

又方：芫花一升，水三升，煑取一升，去滓，以棗十四枚，煎令汁盡。一日一食之，三日訖。

又方：熬搗葶藶一兩，乾棗三枚。水三升，先煑棗，取一升，去棗，內葶藶，煎取五合。

大人分三服，小兒則分爲四服。

又，華佗五嗽丸。炙皂莢、乾薑、桂等分。搗，蜜丸如桐子，服三丸，日三。

又方：錯[19]取松屑[20]一分，桂二分，皂莢二兩（炙，去皮子）。搗，蜜丸如桐子大，服十五丸，小兒五丸，日一二服。

又方：屋上白蜆殼，搗末，酒服方寸匕。

又方：末浮散石[21]服。亦蜜丸。

又方：豬胰[22]一具，薄切，以苦酒煑，食令盡，不過二服。

又方：芫花二兩，水二升，煑四沸，去滓，內白糖一斤，服如棗大。勿食鹹酸。亦治久咳嗽者。

治久咳嗽上氣十年二十年，諸藥治不差。方

豬胰三具，棗百枚，酒三升，漬數日，服三二合，加至四五合，服之不久，差。

又方：生龜一隻，著坎中就溺之，令没，龜死，漬之三日出，燒末，以醇酒一升，和屑如乾飯。頓服之，須臾大吐，嗽囊出，則差。小兒可服半升。

又方：生龜三（治如食法），去腸，以水五升，煑取三升，以漬麴釀、秫米四升，如常法，熟，飲二升，令盡，此則永斷。

又方：蝙蝠除頭[23]，燒令焦，末，飲服之。

附方

《孫真人方》治咳嗽。

皂莢（燒，研碎）二錢匕，豉湯下之。

《十全博²⁴救方》治咳嗽。

天南星一箇大者（炮令裂），爲末，每服一大錢，水一盞，生薑三片，煎至五分，温服，空心、日午、臨臥時各一服。

《篋中方》治咳嗽含膏丸。

曹州葶藶子一兩（紙襯，熬令黑），知母、貝母各一兩。三物，同擣篩，以棗肉半兩，別銷沙糖一兩半，同入藥中，和爲丸，大如彈丸。每服以新綿裹一丸含之，徐徐嚥津，甚者不過三丸。今醫亦多用。

《崔知悌》療久嗽熏法。

每旦取款冬花如雞子許，少蜜拌花使潤，内一升鐵鐺中，又用一瓦椀鑽一孔，孔内安一小竹筒，筆管亦得，其筒稍長作，椀、鐺相合及撞筒處，皆麵塗之，勿令漏氣，鐺下著炭，少時款冬煙自從筒出，則口含筒，吸取煙嚥之。如胷中少悶，須舉頭，即將指頭捻筒頭，勿使漏煙氣，吸煙使盡，止。凡如是五日一爲之，待至六日，則飽食羊肉餺飥一頓，永差。

《勝金方》治久嗽、暴嗽、勞嗽金粟丸。

葉子雌黄一兩，研細，用紙筋泥固濟小合子²⁵一箇，令乾，勿令泥厚，將藥入合子内，水調赤石脂，封合子口，更以泥封之，候乾，坐合子於地上，上面以末²⁶入窑瓦坯子彈子大，擁合子令作一尖子，上用炭十斤，簇定，頂上著火一熨斗，籠起，令火從上漸熾，候火消三分去一，看瓦坯通赤，則去火，候冷，開合子取藥，當如鏡面光明紅色，入乳鉢内細研，湯浸蒸餅心爲丸，如粟米大。每服三丸五丸，甘草水服，服後睡良久，妙。

崔元亮《海上方》療嗽單驗方：

取好梨（去核），搗取汁一茶椀，著椒四十粒，煎一沸，去滓，即內黑餳一大兩，消訖。細細含嚥，立定。

孟詵云：卒咳嗽。

以梨一顆，刺作五十孔，每孔內以椒一粒，以麵裹，於熱火灰中煨令熟，出，停冷，去椒，食之。

又方：梨一顆（去核），內酥、蜜，麵裹，燒令熟，食之。

又方：取梨肉，內酥中煎，停冷，食之。

又方：搗梨汁一升，酥一兩，蜜一兩，地黃汁一升，緩火煎，細細含嚥。凡治嗽皆須待冷，喘息定後方食，熱食之反傷矣，冷嗽更極，不可救。如此者，可作羊肉湯餅飽食之，便臥少時。

《千金方》治小兒大人欬逆上氣。

杏人三升（去皮尖），炒令黃，杵如膏，蜜一升，分爲三分[27]，內杏人，杵令得所，更內一分，杵如膏，又內一分，杵熟止。先食含之，嚥汁。

《楊氏產乳》療上氣急滿，坐臥不得方：

鱉甲一大兩，炙令黃，細搗爲散，取燈心一握，水二升，煎取五合。食前服一錢匕，食後蜜水服一錢匕。

劉禹錫《傳信方》李亞治一切嗽及上氣者。

用乾薑（須是台州至好者）、皂莢（炮，去皮、子，取肥大無孔者）、桂心（紫色辛辣者，削去皮）。三物，並別搗，下篩了[28]，各稱等分，多少任意，和合後更搗篩一遍，鍊白蜜和搜[29]，又搗一二十杵。每飲服三丸，丸稍加大，如梧子，不限食之先後，嗽發即服，日三五服。噤[30]食葱、油、鹹、腥、熱麵，其效如神。劉在淮南與李同幕府，李每與人藥而不出方，或譏其吝，李乃情話曰：凡人患嗽，多進冷藥，若見此方，用藥熱燥，即不肯服，故但出藥。多效。試之，信之。

《簡要濟眾》治肺氣喘嗽。

馬兜零二兩（只用裏面子，去却殼，酥半兩，入椀內，拌和勻，慢火[31]炒乾），甘草一兩（炙）。二味爲末，每服一錢，水一盞，煎六分。溫呷，或以藥末含嚥津，亦得。

治痰嗽喘急不定。

桔梗一兩半，搗羅爲散，用童子小便半升，煎取四合，去滓，溫服。

楊文蔚治痰嗽，利胷膈方：

栝樓（肥實大者，割開，子净洗，槌破刮皮，細切，焙乾），半夏四十九箇（湯洗十遍，槌破，焙）。搗羅爲末，用洗栝樓熟水并瓤同熬成膏，研細爲丸如梧子大。生薑湯下二十丸。

《深師方》療久欬逆上氣，體腫短氣脹滿，晝夜倚壁不得臥，常作水鷄聲者，白前湯主之。

白前二兩，紫苑、半夏（洗）各三兩，大戟七合（切）。四物，以水一斗，漬一宿，明日煮取三升，分三服。禁食羊肉、餳，大佳。

《梅師方》治久患呴呷[32]咳嗽，喉中作聲不得眠。

取白前搗爲末，溫酒調二錢匕服。

又方：治上氣咳嗽，呴呀息氣，喉中作聲唾黏。以藍實葉水浸良久，搗絞取汁一升，空腹頓服。須臾，以杏人研取汁煮粥食之。一兩日將息，依前法更服，吐痰盡，方差。

《兵部手集》治小兒大人欬逆短氣，胷中吸吸[33]，咳出涕唾，嗽出臭膿涕粘。

淡竹瀝一合，日三五服，大人一升。

《聖惠方》治傷中，筋脉急，上氣咳嗽。

用棗二十枚（去核），以酥四兩，微火煎，入棗肉中，滴盡酥。常含一枚，微微嚥之。

《經驗後方》定喘化涎。

豬蹄甲四十九箇，净洗控乾，每箇指甲内半夏、白礬各一字，入罐子内封閉，勿令煙出，火煅通赤，去火，細研，入麝香一錢匕。人有上喘咳，用糯米飲下，小兒半錢，至妙。

《靈苑方》治咳嗽上氣，喘急、嗽血、吐血。

人參（好者）搗爲末，每服三錢匕，雞子清調之，五更初服便睡。去枕仰臥，只一服愈。年深者，再服。忌腥、鹹、鮓、醬、麵等，并勿過醉飽，將息佳。

席延賞治虛中有熱，欬嗽膿血，口舌咽乾，又不可服涼藥。

好黃耆四兩，甘草一兩（爲末），每服三錢。如茶點羹粥中，亦可服。

《杜壬方》治上焦有熱，口舌咽中生瘡，嗽有膿血。

桔梗一兩，甘草二兩，右爲末，每服二錢，水一盞，煎六分，去滓，温服，食後細呷之。亦治肺癰。

《經驗方》治咳嗽甚者，或有吐血新鮮。

桑根白皮一斤，米泔浸三宿，净刮上黃皮，剉細，入糯米四兩，焙乾。一處搗爲末。每服米飲調下一兩錢。

《斗門方》治肺破出血,忽嗽血不止者。

用海犀膏一大片,於火上炙令焦黃色,後以酥塗之,又炙再塗,令通透,可碾爲末,用湯化三大錢匕,放冷服之,即血止。水膠是也,大驗。

《食醫心鏡》主上氣咳嗽,胷膈痞滿氣喘。

桃人三兩(去皮尖),以水一升,研取汁,和粳米二合,煑粥食之。

又,治一切肺病,咳嗽膿血不止。

好酥五斤,鎔三遍,停取凝,當出醍醐,服一合,差。

又,主積年上氣咳嗽,多痰喘促,唾膿血。

以蘿葍子一合,研,煎湯,食上服之。

【校注】

1. 又:疑當作"叉"。《外臺秘要》卷十二《賁㹠氣方》引此方,宋本作"氣又"二字,明本作"氣支"二字。

2. 淹淹:氣息微弱瀕死貌。

3. 迫:《外臺秘要》卷十二《賁㹠氣方》作"迫",六醴齋本亦作"迫",又前文第十八中類似語亦作"驚憂怖迫"。當據改。

4. 氣下縱縱衝心胷:《外臺秘要》卷十二《賁㹠氣方》作"氣從下上,上沖心胸",語意較順。

5. 築築:謂氣頻頻上沖,如築杵搗物之貌。

6. 散:據文義當作"服"。四庫本作"下"。

7. 氣不復報:謂呼吸不相接續。

8. 度:度量。下一"度"指度量所得之長度,名詞。按,本條前後數方《外臺秘要》中緊連,藍川慎謂當中不應插入灸法條,應系錯入。

9. 各:《外臺秘要》卷十《卒上氣方》作"名",當從。

10. 氣疹:氣病。《外臺秘要》卷十《卒上氣方》作"氣疾"。

11. 奔趁:奔逐。趁,同"趂",追逐。

12. 温温:四庫本作"嗢嗢"。温温、嗢嗢,並通"愠愠",心胸鬱積甚則泛惡欲吐貌。

13. 烟燥:四庫本作"咽燥",六醴齋本作"煩燥"。按,本條出於《金匱要略》,《金匱要略》卷上《肺痿肺癰欬嗽上氣病脈證並治》作"咽燥"。

14. 紫苑:依藥名常例,當作"紫菀"。

15. 釜月下土:即鍋底黑灰。亦稱釜下墨、釜底墨、鍋臍墨等。

16. 隨年:《外臺秘要》卷十《上氣方》引《肘後》作"隨年壯",是。指根據年齡確定艾灸數。

17. 枀:"桃"的異體字。

18. 烏:指烏鴉。

19. 錯:同"銼",銼磨。

20. 松屑:當作"鉛屑"。《外臺秘要》卷九《卒欬嗽方》作"爐中取鉛屑"。

21. 浮散石:似即浮石。

22. 胵:同"胰"。

23. 頭:《證類本草·伏翼》作"翅足"。

24. 愽:"博"的俗字。

25. 合子:即"盒子"。

26. 末:《證類本草·雌黃》作"未",當從。

27. 分:同"份"。

28. 了(liǎo):結束,完成。

29. 搜:同"溲",用水或其他液體調和散末藥。

30. 噤:當作"禁"。四庫本正作"禁"。

31. 慢火:即文火,小火。

32. 嗄呷:指連續的咳嗽聲。

33. 吸吸:呼吸短促貌。

治卒身面腫滿方第二十四

治卒腫滿，身面皆洪大方

大鯉一頭，醇酒[1] 三升，煑之令酒乾盡，乃食之。勿用醋[2] 及鹽、豉他物雜也，不過三兩服，差[3]。

又方：灸足內踝下白肉[4]，三壯，差。

又方：大豆一斗，熟煑，漉，飲汁及食豆，不過數度，必愈。小豆尤佳。

又方：取雞子黃白相和，塗腫處，乾復塗之。

又方：杏葉[5] 剉，煑令濃，及熱漬之。亦可服之。

又方：車下李核中人十枚（研令熟），粳米三合（研）。以水四升，煑作粥，令得二升，服之，三作加核也[6]。

又方：大豆一升，以水五升，煑[7] 二升，去豆，內酒八升，更煑九升，分三四服。腫差後，渴，慎不可多飲。

又方：黃牛溺，頓服三升，即覺減。未消，更服之。

又方：章陸[8] 根一斤，刮去皮，薄切之，煑令爛，去滓，內羊肉一斤，下葱、豉、鹽如食法，隨意食之。腫差後，亦宜作此。亦可常搗章陸，與米中半蒸，作餅子食之。

又方：豬腎一枚，分爲七臠，甘遂一分，以粉之。火灸令熟，一日一食，至四五，當覺腹脇鳴，小便利。不爾，更進。盡熟剝去皮食之，須盡爲佳，不爾，再之。勿食鹽。

又方：切章陸一升，以酒三升，漬三宿，服五合至一升，日三服之。凡此滿或是虛氣，或是風冷氣，或是水飲氣，此方皆治之。

治腫入腹，苦滿急，害飲食。方

大戟、烏翅末[9] 各二兩。搗篩，蜜和丸，丸如桐子大。旦服二丸，當下漸退，更取令消，乃止之。

又方：葶藶子七兩，椒目三兩，茯苓三兩，吳茱萸二兩。搗，蜜和丸，如桐子大。服十丸，日三服。

又方：鯉魚一頭（重五斤者，以水二斗，煮取斗半，去魚），澤漆五兩，茯苓三兩，桑根白皮（切）三升，澤瀉五兩。又煮取四升，分四服，服之小便當利，漸消也。

又方：皂莢（剝，炙令黃，剉）三升，酒一斗漬，石器煮令沸，服一升，日三服，盡更作。

若腫偏有所起處者

以水和灰，以塗之，燥復更塗。

又方：赤豆、麻子合搗，以傅腫上。

又方：水煮巴豆，以布沾以拭之。姚云：巴豆三十枚（合皮），哎咀，水五升，煮取三升。

日五拭腫上，隨手即減。勿近目及陰。療身體暴腫如吹者。

若但是[10]腫者

剉蔥，煮令爛，以漬之。日三四度。

又方：兔絲子一升，酒五升，漬二三宿，服一升，日三服，差。

若腫從腳起，稍上進者，入腹則殺人。治之方

小豆一斛，煮令極爛，得四五斗汁。溫以漬膝已下，日二爲之，數日消盡。若已入腹者，不復漬，但煮小豆食之。莫雜喫飯及魚、鹽。又，專飲小豆汁。無小豆，大豆亦可用。如此之病，十死一生，急救之。

又方：削楠[11]或桐木，煑取汁，以漬之，并飲少許，加小豆，妙。

又方：生豬肝一具，細切，頓食之。勿與鹽乃可。用苦酒，妙。

又方：煑豉汁飲，以滓傅脚。

附方

《備急方》療身體暴腫滿。

榆皮搗屑，隨多少，雜米作粥食，小便利。

《楊氏産乳》療通體遍身腫，小便不利。

豬苓五兩，搗篩，煎水三合，調服方寸匕，加至二匕。

《食醫心鏡》主氣喘促、浮腫、小便澀。

杏人一兩（去尖皮），熬，研，和米煑粥極熟，空心喫二合。

【校注】

1. 醇酒：《外臺秘要》卷二十《卒腫滿方》、《醫心方》卷十《治身面卒腫方》並作"醇苦酒"，下"酒"字亦作"苦酒"。苦酒即醋。但下文云"勿用醋"，疑亦誤。

2. 醋：《醫心方》卷十《治身面卒腫方》作"飯"。

3. 不過三兩服差：《醫心方》卷十《治身面卒腫方》作"不過再作便愈"。《外臺秘要》卷二十《卒腫滿方》作"不過再作愈"。

4. 白肉：《外臺秘要》卷二十《卒腫滿方》作"白肉際"，當據補。

5. 杏葉：《外臺秘要》卷二十《卒腫滿方》作"香菜"，即香薷。

6. 三作加核也：《外臺秘要》卷二十《卒腫滿方》作"日三作未消更增核"。義明，可從。

7. 煑:《醫心方》卷十《治身面卒腫方》作"煮取"。

8. 章陸:即"商陸"。

9. 烏翅末:《醫心方》卷十《治身面卒腫方》作"烏扇术"。

10. 是:《外臺秘要》卷二十《水腫從脚起方》作"兩足"。

11. 橢:不詳。《外臺秘要》卷二十《水腫從脚起方》作"楠",

可參。

肘後備急方　卷四

治卒大腹水病方第二十五

水病之初，先目上腫起，如老蠶色，俠[1]頭[2]脉動。股裏冷，脛中滿，按之没指。腹內轉側有節聲，此其候也，不即治，須臾身體稍腫，肚盡脹，按之隨手起，則病已成，猶可爲治。此皆從虛損大病或下痢後、婦人産後，飲水不即消，三焦受病[3]，小便不利，乃相結漸漸生聚，遂流諸經絡故也。治之方

葶藶一升，熬，搗之於臼上，割生雄鷗雞[4]，合血共頭，共搗萬杵，服如梧子，五丸稍加至十丸，勿食鹽，常食小豆飯，飲小豆汁，鱧魚佳也。

又方：防己[5]、甘草、葶藶各二兩。搗，苦酒和丸，如梧子大，三丸，日三服，常服之。取消平乃止。

又方：雄黃六分，麝香三分，甘遂、芫花、人參各二分。搗，蜜和丸，服如豆大，二丸加至四丸，即差。

又方：但以春酒五升，漬葶藶子二升，隔宿稍服一合，小便當利。

又方：葶藶一兩，杏人二十枚（並熬黃色）。搗，分十服，小便去，立差。

又方：《胡洽》水銀丸，大治水腫，利小便。姚同。葶

135

蘆、椒目各一升，芒消六兩，水銀十兩，水煮水銀三日三夜，乃以合搗六萬杵。自相和丸，服如大豆丸，日三服，日增一丸，至十丸，更從一起。差後，食牛羊肉自補，稍稍飲之。

又方：多取柯[6]枝皮，刌，濃煮，煎令可丸，服如梧子大，三丸。須臾，又一丸，當下水，後將服三丸，日三服。此樹一名木奴，南人用作船。

又方：真蘇合香、水銀、白粉等分，蜜丸服，如大豆二丸，日三，當下水，節飲好自養。無蘇合，可闕之也。

又方：取草麻繩熟者[7]二十枚，去皮，研之，水解得三合，日一服，至日中許，當吐下，諸水汁結裹。若不盡，三日後更服三十枚，猶未盡，更復作。差後，節飲及鹹物等。

又方：小豆一升，白雞一頭（治如食法）。以水三斗，煮熟食滓，飲汁，稍稍令盡。

又方：取青雄鴨，以水五升，煮取飲汁一升，稍稍飲令盡，厚覆之取汗，佳。

又方：取胡鷰卵中黃，頓吞十枚。

又方：取蛤蔞[8]炙令熟，日食十箇。

又方，若唯腹大動搖水聲，皮膚黑，名曰水蠱。巴豆九十枚（去皮心），杏人六十枚（去皮尖），並熬令黃。搗，和之。服如小豆大一枚，以水下為度。勿飲酒，佳。

又方：鬼扇，細搗絞汁，服如雞子，即下水，更復取水蠱[9]，若湯[10]，研麻子汁飲之。

又方：慈彌草[11]三十斤，水三石，煮取一石，去滓，更湯上煎，令可丸，服如皂莢子三丸至五六丸，水隨小便去。節飲，糜粥養之。

又方：白茅根一大把，小豆三升，水三升，煑取乾，去茅根，食豆，水隨小便下。

又方：鼠尾草、馬鞭草各十斤，水一石，煑取五斗，去滓更煎，以粉和爲丸，服如大豆大，二丸加至四五丸。禁肥肉，生冷勿食。

腫滿者

白椹樹白皮一握，水二升，煑取五合；白檳榔大者二枚，末之。内更煎三五沸，湯成，下少許紅雪，服之。

又，將服牛溺、章陸、羊肉臛及香柔[12]煎等。在腫滿條中。其十水丸，諸大方在別卷。若止皮膚水，腹内未有者，服諸發汗藥，得汗便差，然慎護風寒爲急。若唯腹大，下之不去，便針臍下二寸入數分，令水出孔合，須[13]腹減乃止。

附方

李絳《兵部手集方》療水病，無問年月深淺，雖復脉惡，亦主之。

大戟、當歸、橘皮各一大兩（切）。以水一大升，煑取七合，頓服，利水二三斗，勿恠。至重不過再服便差。禁毒食一年，水下後更服，永不作。此方出《張尚客》。

《外臺秘要》治水氣。

章陸根白者，去皮，切，如小豆許一大盞，以水三升，煑取一升已上，爛，即取粟米一大盞，煑成粥，仍空心服。若一日兩度服，即恐利多，每日服一頓即微利，不得雜食。

又，療水病腫。

　　鯉魚一頭（極大者），去頭尾及骨，唯取肉，以水二斗，赤小豆一大升，和魚肉煮，可取二升已上汁，生布絞，去滓，頓服盡。如不能盡，分爲二服，後服溫令暖。服訖當下利，利盡即差。

　　又方：卒患腫滿，曾有人忽脚胅[14]腫，漸上至膝，足不可踐地。至大水，頭面遍身大腫脹滿。苦瓠白瓤實，捻如大豆粒，以麵裹，煮一沸。空心服七枚，至午，當出水一斗，三日水自出不止，大瘦乃差，三年內慎口味也。苦瓠須好者，無㿏瘶[15]，細理姸淨者，不爾有毒不用。

　　《聖惠方》治十種水不差垂死。

　　用獺[16]肉半斤，切，粳米三合，水三升，葱、椒、薑、豉作粥，食之。

　　又方：治十種水病，腫滿喘促，不得臥。

　　以螻蛄五枚，乾爲末，食前湯調半錢匕至一錢，小便通，效。

　　《食醫心鏡》治十種水病，不差，垂死。

　　青頭鴨一隻，治如食法，細切，和米并五味，煮令極熟，作粥，空腹食之。

　　又方：主水氣脹滿、浮腫，小便澀少。

　　白鴨一隻，去毛腸，洗，餽飯[17]半升，以飯、薑、椒釀鴨腹中，縫定，如法蒸，候熟，食之。

　　《楊氏產乳》療身體腫滿，水氣急，臥不得。

　　郁李人一大合，搗爲末，和麥麵搜作餅子與喫，入口即大便通，利氣，便差。

　　《梅師方》治水腫，坐臥不得，頭面身體悉腫。

　　取東引花桑枝，燒灰，淋汁，煮赤小豆，空心食，令飽。饑即食盡，不得喫飯。

又方：治水腫，小便澀。

黃牛尿，飲一升，日至夜，小便利，差。勿食鹽。

又方：治心下有水。

白术三兩，澤瀉五兩（㕮）。以水三升，煎取一升半，分服。

《千金翼》治小便不利，膀胱水氣流滯。

以浮萍日乾，末，服方寸匕，日一二服，良。

《經驗方》河東裴氏傳經效治水腫及暴腫。

葶藶三兩，杵六千下，令如泥，即下漢防己末四兩，取綠頭鴨，就藥臼中截頭，瀝血於臼中，血盡，和鴨頭更搗五千下，丸如梧桐子。患甚者，空腹白湯下十丸，稍可[18]者五丸，頻服五日止。此藥利小便，有效如神。

《韋宙獨行方》療水腫從腳起，入腹則殺人。

用赤小豆一斗，煮令極爛，取汁四五升，溫漬膝以下。若以[19]入腹，但服小豆，勿雜食，亦愈。

李絳《兵部手集方》亦著此法，云曾得效。

【校注】

1. 俠：通"夾"。

2. 頭：《外臺秘要》卷二十《大腹水腫方》作"頸"，義長，可從。

3. 受病：《外臺秘要》作"決漏"。

4. 鵾雞：古代指一種形似天鵝或鶴的大鳥。

5. 防己：道藏本作"防風"。

6. 柯：柯樹。又名"木奴"。

7. 草麻繩熟者：語義不通，且後文云"二十枚，去皮"。《外臺秘要》卷二十《水瘕方》作"草麻成熟好者"，義洽，當從。草麻，即蓖麻。此指蓖麻子。

8. 蛤蝼：《普濟方》卷一百九十三作“蛤蜊”，《本草綱目·蝼蛄》引作“蝼蛄”。按，蛤蝼一指河蚌，此處似應指蝼蛄。

9. 更復取水蠱：《外臺秘要》卷二十《水蠱方》作“更服取水盡”，義長，當據改。

10. 湯：《外臺秘要》卷二十《水蠱方》作“渴”，義長，當據改。

11. 慈彌草：道藏本同。不詳爲何物。

12. 香柔：常例作“香菜”，即香薷。

13. 須：等待。

14. 胅：當作“趺”，脚。

15. 𪒠𪒗：瓜果外的斑塊。

16. 猯（tuān）：同“貒”，豬獾。

17. 饙飯：疑當作“饙（fēn）飯”。饙飯，蒸至將熟的米飯。四庫本作“潰飯”。

18. 稍可：謂逐漸好轉。

19. 以：通“已”。已經。

治卒心腹癥堅方第二十六

治卒暴癥，腹中有物如石，痛如刺，晝夜啼呼。不治之，百日死。方

牛膝二斤，以酒一斗，漬，以蜜封於熱灰火中，溫令味出，服五合至一升，量力[1] 服之。

又方：用葂藋根亦如此，尤良。

姚云：牛膝酒，神驗也。

又方：多取當陸根，搗，蒸之。以新布藉腹上，藥披著布上，勿腹上，冷復之，晝夜勿息。

又方：五月五日葫十斤（去皮），桂一尺二寸，竈中黄

土如鴨子一枚。合搗，以苦酒和塗，以布擒病，不過三，差。

又方：取櫟木，燒爲灰，淋取汁八升，以釀一斛米，酒成服之，從半合始，不知，稍稍增至一二升，不盡一劑皆愈。此灰入染絳，用葉中釀酒也。（櫟，直忍切[2]。）

凡癥堅之起，多以漸生，如有卒覺，便牢[3]大，自難治也。腹中癥有結積，便害飲食，轉羸瘦，治之多用陷冰、玉壺、八毒諸大藥，今止取小易得者

取虎杖根，勿令影臨水上者，可得石餘，杵熟煑汁，可丸，以秫米五六升，炊飯內，日中塗藥後可飯，取差[4]。

又方：亦可取根一升，搗千杵，酒漬之。從少起，日三服。此酒治癥，乃勝諸大藥。

又方：鼊矢一石，桑柴燒灰。以水淋之五度，取生鼊長一尺者，內中煑之。爛熟，去骨細擘，剉，更煎令可丸，丸如梧子大，一服七丸，日三。

又方：射罔二兩，椒三百粒。搗末，雞子白和爲丸，如大麻子，服一丸，漸至如大豆大，一丸至三丸爲度。

又方：大豬心一枚（破頭去血），搗末雄黃、麝香當門子五枚，巴豆百枚（去心、皮，生用）。心縫[5]，以好酒於小銅器中煎之。令心没，欲歇[6]隨益，盡三升，當糜爛，煎令可丸，如麻子，服三丸，日三服。酒盡不糜者，出搗蜜丸之，良。又，大黃末半斤，朴消三兩，蜜一斤，合於湯上，煎。可丸如梧子，服十丸，日三服之。

治鼈癥伏在心下，手揣見頭足，時時轉者

白雌雞一雙，絶食一宿，明旦膏煎飯飼之。取其矢，無問多少，於銅器中以溺和之。火上熬，可搗末，服方寸匕，日四五服，須消盡乃止。常飼雞取矢，差畢，殺雞單食之。姚同。

治心下有物，大如杯，不得食者

葶藶二兩（熬之），大黃二兩，澤漆四兩。搗篩，蜜丸，和搗千杵，服如梧子大，二丸，日三服，稍加。其有陷冰、赭鬼諸丸方，別在大方中。

治兩脇下有氣結者

狼毒二兩，旋覆花一兩，附子二兩（炮之）。搗篩，蜜和丸，服如梧子大，二丸，稍加至三丸，服之。

熨癥法

銅器受二升許，貯魚膏[7]令深二三寸，作大火炷六七枚，燃之令膏煖，重紙覆癥上，以器熨之，晝夜勿息，膏盡更益也。

又方：茱萸三升，碎之，以酒和煑，令熟布帛物裹以熨癥上，冷更均番用之，癥當移去，復逐熨，須臾消止。亦可用好[8]□□□□[9]茱萸（末），以雞子白和射罔服之[10]。

又方：竈中黃土一升[11]，先搗葫熟，内上[12]復搗，以苦酒澆令浥浥[13]，先以塗布一面，仍掩病上，以塗布上，乾復易之，取令消止，差。

治婦人臍下結物，大如杯升，月經不通，發作往來，下痢羸瘦。此爲氣瘕，按之若牢強肉癥者，不可治。未者可治

末乾漆一斤，生地黃三十斤。搗，絞取汁，火煎乾漆，令可丸，食後服，如梧子大，三丸，日三服，即差。

附方

《外臺秘要》方療心腹宿癥，卒得癥。

取朱砂細研，搜飯令朱多，以雄雞一隻，先餓二日，後以朱飯飼之，著雞於板上，收取糞，曝燥爲末，温清酒服方寸匕至五錢，日三服。若病困者，晝夜可六服，一雞少，更飼一雞，取足服之，俟愈即止。

又，療食魚肉等成癥結在腹，并諸毒氣方：

狗糞五升，燒，末之，綿裹，酒五升，漬再宿，取清，分十服，日再，已後日三服。使盡隨所食，癥結即便出矣。

《千金方》治食魚鱠及生肉住胃膈不化，必成癥瘕。

搗馬鞭草汁，飲之一升。生薑水亦得，即消。

又方：治肉癥，思肉不已，食訖復思。

白馬尿三升，空心飲，當吐肉，肉不出，即死。

《藥性論》云：治癥癖病。

鼈甲、訶梨勒皮、乾薑末等分，爲丸，空心下三十丸，再服。

宋明帝宮人患腰痛牽心，發則氣絶，徐文伯視之曰：髮瘕。以油灌之，吐物如髮，引之長三尺，頭已成蛇，能動搖，懸之滴盡，惟一髮。

《勝金方》治膜外氣及氣塊方：

延胡索不限多少，爲末，豬胰一具，切作塊子，炙熟，蘸藥末，食之。

【校注】

1. 力：此指酒力。

2. 櫞直忍切：這是爲“櫞”字用古代注音法“反切法”注音。

3. 牢：義同“堅”，堅硬。當是避隋文帝楊堅諱而改。

4. 杵熟……取差：本條語義零亂。《外臺秘要》卷十二《暴癥方》作：“淨洗乾之，搗作末，以秫米五斗炊飯，内攪之，好酒五斗漬封,藥消飯浮,可飲一升半。勿食鮭、鹽,癥當出。"可參。

5. 心縫:此處語義未足。似當有將雄黃、麝香、巴豆納入豬心的表述。

6. 歇:六醴齋本作"乾"。

7. 魚膏:即魚脂、魚油。舊時常用以作燈火燃料。

8. 用好:六醴齋本作"再用好"。

9. □□□□:原書此處有十餘字空檔,《外臺秘要》卷十二《療癥方》作"射罔五兩"四字。

10. 服之:《外臺秘要》卷十二《療癥方》作"塗癥上"。

11. 竈中黃土一升:《外臺秘要》卷十二《心下大如杯癥方》下有"生葫一升"。義足。

12. 上:四庫本、《外臺秘要》卷十二《心下大如杯癥方》並作"土"。是。

13. 浥浥:濕潤貌。

治心腹寒冷食飲積聚結癖方第二十七

治腹中冷癖,水穀癥[1] 結,心下停痰,兩脇痞滿,按之鳴轉,逆害飲食

取大蟾蜍一枚(去皮及腹中物,支解之),芒消(大人一升,中人七合,瘦弱人五合)。以水六升,煮取四升,一服一升。一服後,未得下,更一升,得下,則九日十日一作。

又方:茱萸八兩,消石一升,生薑一斤。以酒五升,合煮,取四升,先服一服一升。不痛者,止,勿再服之。下病後,好將養之。

又方:大黃八兩,葶藶四兩(並熬),芒消四兩(熬令汁盡)。熟搗,蜜和丸,丸如梧子大,食後服三丸,稍增五丸。

又方:狼毒三兩,附子一兩,旋覆花三兩。搗,蜜丸,

服如梧子大，食前三丸，日三服。

又方：巴豆三十枚（去心），杏人二十枚（並熬），桔梗六分，藜蘆四分，皂莢三分（並炙之）。搗，蜜和丸，如胡豆大，未食服一丸，日二。欲下病者，服二丸，長將息，百日都好，差。

又方：貝母二兩，桔梗二兩，礬石一兩，巴豆一兩（去心、皮，生用）。搗千杵，蜜和丸，如梧子，一服二丸，病後少少減服。

又方：茯苓一兩，茱萸三兩。搗，蜜丸，如梧子大，服五丸，日三服。

又，治暴宿食留飲不除，腹中爲患。方

大黃、茯苓、芒消各三兩，巴豆一分。搗，蜜丸，如梧子大，一服二丸，不[2]痛止。

又方：椒目二兩，巴豆一兩（去皮心，熬）。搗，以棗膏，丸如麻子，服二丸，下，痛止。

又方：巴豆一枚（去心、皮，熬之），椒目十四枚，豉十六粒，合搗爲丸，服二丸，當吐利，吐利不盡，更服二丸。服四神丸，下之，亦佳。

中候黑丸，治諸癖結痰癊第一良

桔梗四分，桂四分，巴豆八分（去心、皮），杏人五分（去皮），芫花十二分。並熬，令紫色。先搗三味藥成末，又搗巴豆、杏人如膏，合和，又搗二千杵。丸如胡豆大，服一丸取利，至二三丸。兒生十日欲癇，皆與一二丸，如粟粒大。諸腹內不便，體中覺患便服，得一兩行利，則好也。

硫黃丸，至熱，治人之大冷，夏月温飲食，不解衣者

硫黄、礬石、乾薑、茱萸、桂、烏頭、附子、椒、人參、細辛、皂莢、當歸，十二種分等，隨人多少。搗，蜜丸，如梧子大，一服十丸至二十丸，日三服。若冷痢者，加赤石脂、龍骨，即便愈也。

露宿丸，治大寒冷積聚方

礬石、乾薑、桂、桔梗、附子（炮）、皂莢各三兩。搗篩，蜜丸，如梧子大，酒下十丸，加至一十五丸。

附方

《外臺秘要》療癖方：

大黃十兩（杵，篩），醋三升（和勻），白蜜兩匙。煎堪丸，如梧桐子大，一服三十丸，生薑湯吞下。以利爲度，小者減之。

《聖惠方》治伏梁氣在心下，結聚不散。

用桃奴二兩，爲末，空心溫酒調二錢匕。

《簡要濟衆》治久積冷，不下食，嘔吐不止，冷在胃中。

半夏五兩（洗過），爲末，每服二錢，白麵一兩，以水和搜，切作碁子[3]，水煮麵熟爲度。用生薑、醋調和，服之。

【校注】

1. 癊（yǐn）：同“飲”。痰飲。

2. 不：據下二條，似應爲“下”。

3. 碁子：即棋子。“碁”同“棋”。

治胷膈上痰癊諸方第二十八

治卒頭痛如破，非中冷，又非中風方

釜月下墨四分，附子三分，桂一分。搗篩，以冷水服方寸匕，當吐。一方，無桂。

又方：苦參、桂、半夏等分。搗下篩，苦酒和，以塗痛，則差。

又方：烏梅三十枚，鹽三指撮。酒三升，煑取一升，去滓，頓服，當吐，愈。

此本在雜治中，其病是胷中膈上痰厥氣上衝所致，名爲厥頭痛，吐之，即差。

但單煑米作濃飲二三升許，適冷煖，飲盡二三升，須臾適吐[1]，適吐畢，又飲，如此數過。劇者，須臾吐膽乃止，不損人而即差。

治胷中多痰，頭痛不欲食及飲酒，則瘀阻痰。方

常山二兩，甘草一兩，松蘿一兩，瓜蒂三七枚。酒水各一升半，煑取升半，初服七合，取吐。吐不盡，餘更分二服，後可服半夏湯。

《胡洽》名粉隔湯

礬石一兩，水二升，煑取一升，內蜜半合，頓服。須臾，未吐，飲少熱湯。

又方：杜蘅三兩，松蘿三兩，瓜蒂三十枚。酒一升二合，漬再宿，去滓，溫服五合。一服不吐，晚更一服。

又方：瓜蒂一兩，赤小豆四兩。搗，末，溫湯三合，和服，便安臥，欲摘[2]之不吐，更服之。

又方：先作一升湯，投水一升，名爲生熟湯，及食三合鹽，以此湯送之。須臾欲吐，便摘[3]出；未盡，更服二合。飲湯二升後，亦可更服湯，不復也。

又方：常山四兩，甘草半兩。水七升，煑取三升，內半升蜜，服一升，不吐，更服。無蜜亦可。

方中能月服一種，則無痰水之患。又，有旋覆五飲，在諸大方中。

若胷中痞寒[4] 短氣膈[5] 者（膈，敷逼切）

甘草二兩，茯苓三兩，杏人五十枚（碎之）。水一斗三升，煑取六升，分爲五服。

又方：桂四兩，术、甘草二兩[6]，附子（炮）。水六升，煑取三升，分爲三服。

膈中有結積，覺駭駭[7] 不去者

藜蘆一兩（炙，末之），巴豆半兩（去皮心，熬之）。先搗巴豆如泥，入藜蘆末，又搗萬杵，蜜丸，如麻子大，服一丸至二三丸。

膈中之病，名曰膏肓，湯丸徑過，針灸不及，所以作丸含之，令氣勢得相燻染。有五膈丸方

麥門冬十分（去心），甘草十分（炙），椒、遠志、附子（炮）、乾薑、人參、桂、細辛各六分。搗篩，以上好蜜丸如彈丸。以一丸含，稍稍嚥其汁，日三丸，服之。主短氣，心胷滿，心下堅，冷氣也。

此疾有十許方[8]，率皆相類，此丸最勝，用藥雖多，不合五膈之名[9]，謂憂膈、氣膈、恚膈[10]、寒膈，其病各有診[11]，別在大方中。又有七氣方，大約與此大同小別耳。

附方

《聖惠方》治痰厥頭痛。

以烏梅十箇（取肉），鹽二錢，酒一中盞，合煎至七分，去滓，非時溫服，吐即佳。

又方：治冷痰飲惡心。

用蓽撥一兩，搗爲末，於食前用清粥飲調半錢服。

又方：治痰壅嘔逆，心胷滿悶不下食。

用厚朴一兩，塗生薑汁，炙令黃，爲末，非時粥飲調下二錢匕。

《千金翼》論曰：治痰飲吐水，無時節者，其源以冷飲過度，遂令脾胃氣羸，不能消於飲食，飲食入胃，則皆變成冷水。反吐不停者，赤石脂散主之。

赤石脂一斤，搗篩，服方寸匕，酒飲自任，稍稍加至三匕，服盡一斤，則終身不吐淡水[12]，又不下痢。補五藏，令人肥健。有人痰飲，服諸藥不效，用此方遂愈。

《御藥院方》真宗賜高祖相國，去痰清目，進飲食，生犀丸。

川芎十兩（緊小者），粟米泔浸，三日換，切片子，日乾爲末，作兩料；每料入麝、腦各一分，生犀半兩，重湯煮，蜜杵爲丸，小彈子大，茶酒嚼下一丸。痰，加朱砂半兩；膈壅，加牛黃一分，水飛鐵粉一分；頭目昏眩，加細辛一分；口眼喎斜，炮天南星一分。

又方：治膈壅風痰。

半夏（不計多少），酸漿浸一宿，溫湯洗五七遍，去惡氣，日中曬[13]乾，搗爲末，漿水搜餅子，日中乾之，再爲末，每五兩，入生腦子一錢，研勻，以漿水濃腳[14]，丸雞頭大，紗袋貯，通風處陰乾，每一丸，好茶或薄荷湯下。

王氏《博濟》治三焦氣不順，胷膈壅塞，頭昏目眩，涕唾痰涎，精神不爽。利膈丸。

牽牛子四兩（半生、半熟，不蚛[15]），皂莢（塗酥[16]）二兩。爲末，生薑自然汁煮，糊丸如桐子大，每服二十丸，荊芥湯下。

《經驗後方》治頭風化痰。

川芎（不計分兩），用净水洗浸，薄切片子，日乾或焙，杵爲末，煉蜜爲丸，如小彈子大，不拘時，茶酒嚼下。

又方：治風痰。

鬱金一分，藜蘆十分。各爲末，和令勻，每服一字，用温漿水一盞，先以少漿水調下，餘者，水漱口，都服，便以食壓之。

《外臺秘要》治一切風痰，風霍亂，食不消，大便澀。

訶梨勒三枚，搗取末，和酒頓服，三五度，良。

《勝金方》治風痰。

白僵蠶七箇（直者），細研，以薑汁一茶脚，温水調灌之。

又方：治風痰。

以蘿蔔子爲末，温水調一匙頭，良久吐出涎沫。如是癱緩風，以此吐後，用緊疏藥[17]服，疏後服和氣散，差。

《斗門方》治胷膈壅滯，去痰開胃。

用半夏，净洗，焙乾，搗羅[18]爲末，以生薑自然汁和爲餅子，用濕紙裹，於慢火中煨令香，熟水兩盞，用餅子一塊，如彈丸大，入鹽半錢，煎取一盞，温服。能去胷膈壅逆，大壓痰毒，及治酒食所傷，其功極驗。

【校注】

1. 適吐：探吐。適，通"摘(tī)"。摘，探；挑。

2. 摘(tī)：探；挑。

3. 摘：通"摘"。探；挑。

4. 寒：當作"塞"。

5. 膈(bì)：氣鬱結。常例重言作"愊愊"。

6. 二兩：疑當作"各二兩"。

7. 馺馺：原指鼓聲，引申指脹悶貌。

8. 類：同“類”。

9. 用藥……之名：《外臺秘要》卷八《五膈方》作“五膈者”三字。

10. 恚膈：《外臺秘要》卷八《五膈方》此下有“熱膈”，當從補。

11. 診：此指證候。

12. 淡水：即“痰水”。“淡”爲“痰”的古字。

13. 暵：“曬（晒）”的俗字。

14. 漿水濃脚：指漿水沉澱的稠滓。

15. 蚛（zhòng）：蟲蛀；蟲咬。

16. 塗酥：六醴齋本作“酥炙”。《博濟方》卷二《利膈丸》作“塗酥炙”，當從。

17. 緊疏藥：緊藥和疏藥，即收斂藥和疏散藥。具體内容欠詳。

18. 羅：用篩羅一類器物過篩。

治卒患胷痺痛方第二十九

胷痺之病，令人心中堅痞忽痛[1]，肌中苦痺。絞急如刺，不得俛[2]仰，其胷前皮皆痛[3]，不得手犯[4]，胷滿短氣，咳嗽引痛，煩悶自汗出，或徹引背膂，不即治之，數日害人。治之方

用雄黄、巴豆，先搗雄黄，細篩，内巴豆，務熟搗相入，丸如小豆大，服一丸，不效，稍益之。

又方：取枳實，搗，宜服方寸匕，日三夜一服。

又方：搗栝蔞實（大者）一枚，切薤白半升。以白酒七升，煑取二升，分再服，亦可加半夏四兩（湯洗去滑，則用之）。

又方：橘皮半斤，枳實四枚，生薑半斤。水四升，煑

取二升,分再服。

又方:枳實、桂等分。搗末,橘皮湯下方寸匕,日三服。

仲景方神效

又方:桂、烏喙、乾薑各一分,人參、細辛、茱萸各二分,貝母二分。合搗,蜜和丸,如小豆大,一服三丸,日三服之。

若已差,復發者

下韭根五斤,搗,絞取汁,飲之愈。

附方

《杜壬》治胷膈痛徹背,心腹痞滿,氣不得通及治痰嗽。

大栝蔞去穰,取子熟炒,別研,和子皮,麵糊爲丸,如梧桐子大,米飲[5]下十五丸。

【校注】

1. 堅痞忽痛:《外臺秘要》卷十二《胷痹欬唾短氣方》作"堅痞急痛"。

2. 俛:同"俯"。

3. 其胷前皮皆痛:《外臺秘要》卷十二《胷痹欬唾短氣方》作"其胷前及背皆痛"。

4. 不得手犯:謂不能觸碰。

5. 米飲:指稀飯米湯。

治卒胃反嘔宛方第三十

葛氏治卒乾嘔不息。方

破雞子去白,吞中黃數枚,即愈也。

又方：搗葛根，絞取汁，服一升許。

又方：一云蔗汁，温令熱，服一升，日三。一方生薑汁，服一升。

又方：灸兩腕後兩筋中一穴[1]，名間使，各七壯。灸心主尺澤，亦佳。

又方：甘草、人參各二兩，生薑四兩。水六升，煑取二升，分爲三服。

治卒嘔啘又厥逆。方

用生薑半斤（去皮切之），橘皮四兩（擘之）。以水七升，煑三升，去滓。適寒温，服一升，日三服。

又方：蘡薁藤，斷之當汁出，器承取，飲一升。生葛藤尤佳。

治卒啘不止。方

飲新汲井水數升，甚良。

又方：痛爪[2]眉中夾[3]，間氣[4]也。

又方：以物刺鼻中各一分來許，皂莢内鼻中，令嚏[5]，差。

又方：但閉氣仰引之。

又方：好豉二升，煑取汁，服之也。

又方：香蘇濃煑汁，頓服一二升，良。

又方：粱米三升，爲粉，井花水服之，良。

又方：用枇杷葉一斤，拭去毛，灸，水一斗，煑取三升。服蘆根亦佳。

治食後喜嘔吐者

燒鹿角灰二兩，人參一兩。搗末，方寸匕，日三服。姚同。

治人忽惡心不已。方

薤白半斤，茱萸一兩，豉半升，米一合，棗四枚，枳實二枚，鹽（如彈丸）。水三升，煑取一升半，分爲三服。

又方：但多嚼荳蔲子，及咬檳榔，亦佳。

治人胃反不受食，食畢輒吐出。方

大黃四兩，甘草二兩。水二升，煑取一升半，分爲再服之。

治人食畢噫醋[6]及醋心。方

人參一兩，茱萸半斤，生薑六兩，大棗十二枚。水六升，煑取二升，分爲再服也。

噦不止

半夏（洗，乾），末之，服一匕，則立止。

又方：乾薑六分，附子四分（炮）。搗，苦酒丸如梧子，服三丸，日三效。

附方

《張仲景方》治反胃嘔吐，大半夏湯。

半夏三升，人參三兩，白蜜一升。以水一斗二升，煎揚之一百二十遍，煑下三升半，溫服一升，日再。亦治膈間痰飲。

又方：主嘔噦。穀不得下，眩悸，半夏加茯苓湯。

半夏一升，生薑半斤，茯苓三兩（切）。以水七升，煎取一升半，分溫服之。

《千金方》治反胃，食即吐。

搗粟米作粉，和水，丸如梧子大七枚，爛煑，內醋中，細吞之，得下便已。麵亦得用之。

又方：治乾噦，若手足厥冷，宜食生薑，此是嘔家聖藥。

治心下痞堅，不能食，胷中嘔噦。

生薑八兩（細切，以水三升，煑取一升），半夏五合（洗去滑，以水五升，煑取一升）。二味合煑，取一升半，稍稍服之。

又方，主乾嘔。

取羊乳一盃，空心飲之。

《斗門方》治翻胃[7]。

用附子一箇（最大者），坐於塼上，四面著火，漸逼[8]碎，入生薑自然汁中，又依前火逼乾。復淬[9]之，約生薑汁盡。盡半椀許，搗羅爲末，用粟米飲下一錢，不過三服，差。

《經驗方》治嘔逆反胃散。

大附子一箇，生薑一斤，細剉，煑，研如麵糊，米飲下之。

又方：治丈夫婦人吐逆，連日不止，粥食湯藥不能下者，可以應用，此候效摩丸。

五靈脂（不夾土石，揀精好者，不計多少），搗羅爲末，研，狗膽汁和爲丸，如雞頭大，每服一丸，煎熱生薑酒，摩令極細，更以少生薑酒化以湯，湯藥令極熱，須是先做下粥，溫熱得所[10]。左手與患人藥喫，不得嗽[11]口，右手急將粥與患人喫，不令太多。

又方：碧霞丹，治吐逆立效。

北來黃丹四兩，篩過，用好米醋半昇[12]，同藥入銚[13]內，煎令乾，却用炭火三秤。就銚內煨[14]透紅，冷，取，研細爲末，用粟米飯丸，如桐子大，煎酵湯下七丸，不嚼，只一服。

《孫真人食忌》治嘔吐。

以白檳榔一顆（煨），橘皮一分（炙），爲末，水一盞，煎半盞服。

《廣濟方》治嘔逆不能食。

訶梨勒皮二兩（去核，熬），爲末，蜜和丸，如梧桐子大，空心服二十丸，日二服。

《食醫心鏡》主脾胃氣弱，食不消化，嘔逆反胃，湯飲不下。

粟米半升，杵細，水和丸，如梧子大，煑令熟，點少鹽，空心和汁吞下。

《金匱玉函方》治五噎心膈氣滯，煩悶吐逆，不下食。

蘆根五兩，剉，以水三大盞，煑取二盞，去滓，不計時，溫服。

《外臺秘要》治反胃。昔幼年經患此疾，每服食餅及羹粥等，須臾吐出。貞觀許奉御兄第[15]及柴、蔣等家，時稱名醫，奉勑令治，罄竭[16]各人所長，竟不能療。漸羸憊，候絕朝夕。忽有一衛士云：服驢小便極驗，旦服二合，後食唯吐一半；晡時又服二合，人定[17]時食粥，吐即便定。迄至今日午時奏之。大内[18]中五六人患反胃，同服，一時俱差。此藥稍有毒，服時不可過多。承取尿，及熱服二合，病深七日以來，服之良。後來療人，並差。

又方：治嘔。

麻仁三兩（杵，熬），以水研，取汁，著少鹽喫，立效。李諫議用，極妙。

又方：治久患咳噫[19]，連咳四五十聲者。

取生薑汁半合，蜜一匙頭，煎令熟。溫服，如此三服，立效。

又方：治咳噫。

生薑四兩，爛搗，入蘭香葉二兩，椒末一錢匕，鹽和麵四兩，裹作燒餅熟煨，空心喫，不過三兩度，效。

《孫尚藥方》治諸吃噫[20]。

橘皮二兩，湯浸去瓤，剉，以水一升，煎之五合，通熱頓服，更加枳殼一兩，去瓤炒，同煎之，服，效。

《梅師方》主胃反，朝食暮吐[21]，旋旋吐者。

以甘蔗汁七升，生薑汁一升，二味相和，分爲三服。

又方：治醋心。

檳榔四兩，橘皮二兩，細搗爲散，空心生蜜湯下方寸匕。

《兵部手集》治醋心，每醋氣上攻如醸醋[22]。

吳茱萸一合，水三盞，煎七分，頓服，縱濃，亦須強服。近有人心如蜇[23]破，服此方後，二十年不發。

【校注】

1. 一穴：《醫心方》卷九《治乾嘔方》作“一夫”。

2. 爪：同“抓”。

3. 夾：《外臺秘要》卷六《噦方》作“央”。可從。

4. 間氣：《外臺秘要》卷六《噦方》作“閉氣”。義長。

5. 唼：“噫”的俗字。

6. 噫(ài)醋：謂胃酸返出口中。

7. 翻胃：即“反胃”，本節標題亦作“胃反”。並指食入即吐或延後嘔吐之症。

8. 逼：通“煏”。火烘乾。《玉篇》：“煏，火乾也。”

9. 淬：此指將烤乾的附子再蘸生薑汁。

10. 得所：得宜；適宜。

11. 嗽：同"漱"。

12. 昇：當作"升"。

13. 銚（diào）：煮水熬藥等用的炊具。

14. 煆：當作"煅"。

15. 第：六醴齋本作"弟"，可從。

16. 罄竭：竭盡，用盡。

17. 人定：古時段名。指天黑後的一段時間。約當亥時。

18. 大內：皇宮。

19. 欬（ài）噫（ài）：噯氣。參見第十三篇注 68。

20. 吃噫：義同"呃噫"。呃逆、噫氣。

21. 朝食暮吐：道藏本此下有"暮食朝吐"四字。可從。

22. 釅醋：濃醋。

23. 蜇：刺。

治卒發黃疸諸黃病第三十一

治黃疸方

蕪菁子五升，搗篩，服方寸匕，日三，先後十日，愈之。

又方：燒亂髮，服一錢匕，日三服。秘方，此治黃疸。

又方：搗生麥苗，水和，絞取汁，服三升，以小麥勝大麥，一服六七合，日三四，此酒疸也。

又方：取藜蘆著灰中，炮之，令小變色，搗，下篩，末，服半錢匕，當小吐，不過數服，此秘方也。

又方：取小豆、秫米、雞屎白各二分。搗篩，爲末，分爲三服，黃汁當出，此通治面目黃，即差。

疸病有五種，謂黃疸、穀疸、酒疸、女疸、勞疸[1]也。黃汗[2]者，身體四肢微腫，胷滿不得汗，汗出如黃蘗汗[3]，由大汗出，卒入水所致。方

豬脂一斤，温令熱，盡服之，日三，當下，下則稍愈。

又方：梔子十五枚，栝蔞子三枚，苦參三分。搗末，以苦酒漬雞子二枚令軟，合黃白以和藥，搗丸，如梧子大，每服十丸，日五六，除熱，不吐，即下，自消也。

又方：黃雌雞一隻，治之，剉生地黃三斤，内腹中，急縛仰置銅器中，蒸令極熟，絞取汁，再服之。

又方：生茅根一把，細切，以豬肉一斤，合作羹，盡啜食之。

又方：柞樹皮，燒末，服方寸匕，日三服。

又方：甘草一尺，梔子十五枚，黃蘗十五分。水四升，煑取一升半，分爲再服。此藥亦治温病發黃。

又方：茵陳六兩，水一斗二升，煑取六升，去滓，内大黃二兩，梔子十四枚，煑取三升，分爲三服。

又方：麻黃一把，酒五升，煑取二升半，可盡服，汗出，差。

若變成疸者多死，急治之。方

土瓜根，搗取汁，頓服一升，至三服[4]。須病汗，當小便去[5]，不爾，更服之。

穀疸者，食畢頭旋，心怫欝[6]不安而發黃，由失飢大食，胃氣衝燻所致。治之方

茵陳四兩，水一斗，煑取六升，去滓，内大黃二兩，梔子七枚，煑取二升，分三服，溺去黃汁，差。

又方：苦參三兩，龍膽一合，末，牛膽丸如梧子，以生

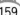

麥汁服五丸，日三服。

　　酒疸者，心懊痛，足脛滿，小便黃，飲酒發赤斑黃黑，由大醉當風入水所致。治之方

　　黃耆二兩，木蘭一兩，末之，酒服方寸匕，日三服。

　　又方：大黃一兩，枳實五枚，梔子七枚，豉六合。水六升，煑取二升，分爲三服。

　　又方：芫花、椒目等分，燒末，服半錢，日一兩遍。

　　女勞疸者，身目皆黃，發熱惡寒，小腹滿急，小便難，由大勞大熱交接，交接後入水所致。治之方

　　消石、礬石等分，末，以大麥粥飲服方寸匕。日三，令小汗出，小便當去黃汁也。

　　又方：亂髮如雞子大，豬膏半斤，煎令消盡，分二服。

　　附方

　　《外臺秘要》治黃疸。

　　柳枝，以水一斗，煑取濃汁半升，服令盡。

　　又方：治陰黃汗染衣，涕唾黃。

　　取蔓菁子，搗末，平旦以井花水服一匙，日再。加至兩匙，以知爲度。每夜小便，重浸少許帛子，各書記日，色漸退白，則差。不過服五升。

　　《圖經》曰：黃疸病及狐惑病，並豬苓散主之。

　　豬苓、茯苓、术等分，杵末，每服方寸匕，水調下。

　　《食療》云：主心急黃。

　　以百合蒸過，蜜和食之，作粉尤佳。紅花者，名山丹，不堪食。

　　治黃疸。

　　用秦艽一大兩，細剉，作兩貼子，以上好酒一升，每

貼半升酒，絞取汁，去滓，空腹分兩服，或利便止，就中[7]好酒人易治。凡黃有數種，傷酒曰酒黃，夜食誤食鼠糞亦作黃，因勞發黃，多痰涕，目有赤脉，日益憔悴，或面赤惡心者是。崔元亮用之，及治人皆得[8]，方極效。

秦芁須用新羅文[9]者。

《傷寒頻要[10]》療男子婦人黃疸病，醫不愈，耳目[11]悉黃，食飲不消。胃中脹熱，生黃衣，在胃中有乾屎[12]使病爾。

用煎豬脂一小升，溫熱頓服之，日三。燥屎下去，乃愈。

又方：治黃百藥不差。

煑驢頭熟，以薑虀啖之，并隨多少飲汁。

又方：治黃疸，身眼皆如金色。

不可使婦人雞犬見，取東引桃根，切細如箸若釵股以下者一握，以水一大升，煎取一小升，適溫，空腹頓服。後三五日，其黃離離[13]如薄雲散，唯眼最後差，百日方平復。身黃散後，可時時飲一盞清酒，則眼中易散。不飲則散遲。忌食熱麵、豬、魚等肉。此是徐之才家秘方。

《正元廣利方[14]》療黃，心煩熱，口乾，皮肉皆黃。

以秦芁十二分，牛乳一大升，同煑，取七合，去滓。分溫再服，差。此方出於許人則。

【校注】

1. 黃疸……勞疸：《證類本草·豚卵》引《肘後方》作“黃疸、穀疸、酒疸、黑疸、女勞疸”。

2. 汁：《證類本草·豚卵》引《肘後方》作“汗”。

3. 汗：六醴齋本、《證類本草·豚卵》引《肘後方》並作“汁”，當據改。

肘後備急方　卷四

4. 至三服:《證類本草·王瓜》引《肘後方》作"平旦服食後",《外臺秘要》卷四《黑疸方》作"平旦服至食時"。

5. 須病……便去:六醴齋本作"須發汗或小便去",義長。

6. 怫(fú)欝:憂鬱不舒。

7. 就中:其中。

8. 得:六醴齋本作"此"。

9. 新羅文:道藏本、四庫本並作"新好羅文",當從。"文"同"紋"。

10. 傷寒頻要:六醴齋本、四庫本並作"傷寒類要",與《證類本草·豚卵》條相合,當據改。

11. 耳目:《證類本草·豚卵》條同。《外臺秘要》卷四《黃疸方》作"身目",義長。

12. 在胃中有乾尿:《證類本草·豚卵》作"蓋胃中有乾屎",義長。當據改"尿"字。

13. 離離:消散貌。

14. 正元廣利方:原名"貞元集要廣利方",亦稱"貞元廣利方"。唐代李適撰於貞元十二年(796),以此得名。歷史傳抄中因避宋仁宗趙禎嫌名諱改"貞"爲"正"。

治卒患腰脇痛諸方第三十二

葛氏,治卒腰痛諸方,不得俛仰方

正立倚小竹,度其人足下至臍,斷竹,及以度後當脊中,灸竹上頭處,隨年壯。畢,藏竹,勿令人得矣。

又方:鹿角長六寸,燒,搗末,酒服之。鹿茸尤佳。

又方:取鼈甲一枚,炙,搗篩,服方寸匕,食後,日三服。

又方:桂八分,牡丹四分,附子二分。搗末,酒服一刀圭，日再服。

治腎氣虛衰，腰脊疼痛，或當風臥濕，爲冷所中，不速治，流入腿膝，爲偏枯冷痹，緩弱，宜速治之。方

獨活四分，附子一枚（大者，炮），杜仲、茯苓、桂心各八分，牛膝、秦艽、防風、芎藭、芍藥六分，細辛五分，乾地黃十分（切）。水九升，煮取三升，空腹分三服，如行八九里進一服，忌如前，頓服三劑。

治諸腰痛，或腎虛冷，腰疼痛，陰萎方

乾漆（熬煙絕）、巴戟天（去心）、杜仲、牛膝各十二分，桂心、狗脊、獨活各八分，五加皮、山茱萸、乾薯蕷各十分，防風六分，附子四分。煉蜜丸，如梧子大，空腹酒下二十丸，日再。加減，以知爲度也，大效。

脇痛如打方

大豆半升，熬令焦，好酒一升，煮之令沸，熟[1]飲取醉。

又方：芫花、菊花等分，躑躅花半斤。布囊貯，蒸令熱，以熨痛處，冷復易之。

又方：去窮骨上一寸，灸七壯，其左右一寸，又灸七壯。

又，積年久癖[2]，有時發動方

乾地黃十分，甘草五分，乾漆五分，水[3]五分，桂一尺。搗篩，酒服一匕，日三服。

又方：六七月取地膚子，陰乾，末，服方寸匕，日五六服。

治反腰有血痛方

搗杜仲三升許，以苦酒和，塗痛上，乾復塗，并灸足

腫[4]白肉際，三壯。

治臀[5]腰痛

生葛根，嚼之，咽其汁，多多益佳。

又方：生地黃，搗，絞取汁三升，煎取二升，內蜜一升，和一升，日三服，不差，則更服之。

又方：灸腰眼中，七壯。

臀腰者，猶如反腰，忽轉而惋[6]之。

治腰中常冷，如帶錢方

甘草、乾薑各二兩，茯苓、术各四兩。水五升，煑取三升，分爲三服。《小品》云：温。

治脇卒痛如打方

以繩橫度兩乳中間，屈繩從乳橫度，以趁[7]痛脇下，灸繩下屈處，三十壯，便愈。此本在雜治中。

《隱居效方》腰背痛方

杜仲一斤，切，酒二斗，漬十日，服三合。

附方

《千金方》治腰脚[8]疼痛。

胡麻一升（新者），熬令香，杵篩，日服一小升，計服一斗，即永差。酒飲、蜜湯、羹汁皆可服之，佳。

《續千金方》治腰膝疼痛傷敗。

鹿茸（不限多少），塗酥，灸紫色，爲末，温酒調下一錢匕。

《經驗方》治腰脚痛。

威靈仙一斤，洗，乾，好酒浸七日，爲末，麵糊丸桐子大，以浸藥酒，下二十丸。

《經驗後方》治腰疼神妙。

用破故紙，爲末，温酒下三錢匕。

又方：治腎虛腰腳無力。

生栗，袋貯，懸乾，每日平明喫十餘顆，次喫豬腎粥。

又方：治丈夫腰膝積冷痛，或頑麻無力。

菟絲子（洗，秤）一兩，牛膝一兩。同浸於銀器內，用酒過一寸，五日曝乾，爲末，將元[9]浸酒，再入少醇酒作糊，搜和丸，如梧桐子大，空心酒下二十丸。

《外臺秘要》療腰痛。

取黃狗皮，炙，裹腰痛處，取煖徹爲度，頻即差也。徐伯玉方同。

《斗門方》治腰痛。

用大黃半兩，更入生薑半兩，同切如小豆大，於鐺內炒令黃色，投水兩椀，至五更初，頓服，天明取下腰間惡血物，用盆器貯，如雞肝樣，即痛止。

又方：治腰重痛。

用檳榔，爲末，酒下一錢。

《梅師方》治卒腰痛，暫[10]轉不得。

鹿角一枚，長五寸，酒二升，燒鹿角令赤，內酒中，浸一宿，飲之。

崔元亮《海上方》治腰腳冷風氣。

以大黃二大兩，切如碁子，和少酥炒，令酥盡入藥中，切不得令黃焦，則無力，搗篩，爲末，每日空腹以水大三合，入生薑兩片如錢，煎十餘沸，去薑，取大黃末兩錢，別置椀子中，以薑湯調之，空腹頓服，如有餘薑湯，徐徐呷之令盡，當下冷膿多惡物等，病即差，止。古人用毒藥攻病，必隨人之虛實而處置，非一切而用也。姚僧垣初仕,梁武帝因發熱,欲服大黃。僧垣曰:大黃乃是快藥,至尊年高,不可輕用。帝弗從,幾至委頓[11]。元帝常有心腹疾,諸醫咸謂宜用平藥,可漸宣通。僧垣曰:脉洪而實,此有宿食,非用大黃無差理。帝從而遂愈。以此言之,今醫用一毒藥而攻眾病,其偶中病,便謂此方之神奇;其差誤,乃不言用藥之失。如此者眾矣,可不戒哉!

《修真方》神仙方:

菟絲子一斗,酒一斗,浸良久,漉出暴乾,又浸,以酒盡爲度。每服二錢,溫酒下,日二服,後喫三五匙水飯壓之。至三七日加至三錢匕,服之令人光澤,三年老變爲少,此藥治腰膝去風,久服延年。

【校注】

1. 熟:四庫本作"熱"。

2. 瘑:即"痾","疹"的俗字,此處借作"疢(chèn)",疾病。六醴齋本、四庫本均作"痛"。

3. 水:《外臺秘要》卷十七《久腰痛方》作"白术"。義長。

4. 腫:《醫心方》卷六《治躄腰方》作"踵"。踵,腳跟。義長。

5. 臀(guì)腰痛:指突發性腰痛。《諸病源候論》卷五《腰背病諸候》:"卒然傷腰致痛,謂臀腰。"《醫心方》卷六《治躄腰痛方》引作"槩(概)腰痛"。

6. 悗:疑通"跪",又作"踒",筋骨折傷。《醫心方》卷六《治躄腰痛方》作"梡"。

7. 趑:同"趨"。此指移向。《醫心方》卷六《治躄腰痛方》作"起"。

8. 腳:腿。

9. 元:同"原",原先。

10. 暫:突然。

11. 委頓:疲困。

治虛損贏瘦不堪勞動方第三十三

治人素有勞根，苦作便發，則身百節皮膚，無處不疼痛，或熱筋急。方

取白柘東南行根一尺，刮去上皮，取中間皮以燒屑，亦可細切搗之。以酒服三方寸匕，厚覆取汗，日三服。無酒，以漿服之。白柘，是柘之無刺者也。

治卒連時不得眠方

暮以新布火炙以熨目，并蒸大豆，更番囊貯枕，枕冷復更易熱，終夜常枕熱豆，即立愈也。

此二條本在雜治中，並皆虛勞，患此疾，雖非乃颮急[1]，不即治，亦漸瘵人。後方勞救，爲力數倍，今故略載諸法。

凡男女因積勞虛損，或大病後不復常，若四體沉滯，骨肉疼酸，吸吸[2]少氣，行動喘惙[3]；或小腹拘急，腰背強痛，心中虛悸，咽乾唇燥，面體少色；或飲食無味，陰陽廢弱，悲憂慘戚，多臥少起。久者積年，輕者纔百日，漸至瘦削，五藏氣竭，則難可復振。治之湯方

甘草二兩，桂三兩，芍藥四兩，生薑五兩（無者，亦可用乾薑），大棗二七枚。以水九升，煮取三升，去滓。內飴八兩，分三服，間日復作一劑，後可將諸丸散耳。黃耆加二兩，人參二兩，爲佳。若患痰滿及溏泄，可除飴耳。姚同。

又方：烏雌雞一頭（治如食法），以生地黃一斤（切），飴糖二升，內腹內，急縛，銅器貯，甑中蒸五升米久。須臾取出，食肉，飲汁，勿啖鹽，三月三度作之。姚云神良，

並止盜汗。

又方:甘草一兩,白术四兩,麥門冬四兩,牡蠣二兩,大棗二十枚,膠三兩。水八升,煑取二升,再服。

又方:黃耆、枸杞根白皮、生薑三兩[4],甘草、麥門冬、桂各二兩,生米三合。水九升,煑取三升,分四服。

又方:羊腎一枚(切),术一升。以水一斗,煑取九升,服一升,日二三服,一日盡。冬月分二日服,日可再服。

又,有建中腎瀝湯法諸丸方

乾地黃四兩,茯苓、薯蕷、桂、牡丹、山茱萸各二兩,附子、澤瀉一兩。擣,蜜丸,如梧子,服七丸,日三,加至十丸。

此是張仲景八味腎氣丸方,療虛勞不足,大傷飲水,腰痛,小腹急,小便不利。又云長服,即去附子,加五味子,治大風冷。

又方:苦參、黃連、菖蒲、車前子、悲冬[5],枸杞子各一升。擣,蜜丸如梧子大,服十丸,日三服。

有腎氣大丸法諸散方

术一斤,桂半斤,乾地黃、澤瀉、茯苓各四兩。擣篩,飲服方寸匕,日三兩服,佳。

又方:生地黃二斤,麴一斤。擣,炒乾,篩,酒服方寸匕,日三服。

附方

枸杞子酒,主補虛,長肌肉,益顏色,肥健人,能去勞熱。

用生枸杞子五升,好酒二斗。研,搦[6],勻碎,浸七日，漉去滓，飲之。初以三合爲始，後即任意飲之。《外臺秘要》同。

《食療》補虛勞，治肺勞，止渴，去熱風。

用天門冬（去皮心），入蜜煑之，食後服之。若曝乾入蜜丸，尤佳。亦用洗面，甚佳。

又方：雀卵白，和天雄末、菟絲子末，爲丸，空心酒下五丸。主男子陰痿不起，女子帶下，便溺不利，除疝瘕，決癰腫，續五藏氣。

《經驗方》暖精氣，益元陽。

白龍骨、遠志等分，爲末，煉蜜丸，如梧桐子大，空心臥時，冷水下三十丸。

又方：除盜汗及陰汗。

牡蠣，爲末，有汗處粉之。

《經驗後方》治五勞七傷，陽氣衰弱，腰脚無力，羊腎蓯蓉羹法。

羊腎一對（去脂膜，細切），肉蓯蓉一兩（酒浸一宿，刮去皺皮[7]，細切），相和作羹，葱白、鹽五味等，如常法事治[8]，空腹食之。

又方：治男子女人，五勞七傷，下元久冷，烏髭鬢，一切風病，四肢疼痛，駐顏壯氣。

補骨脂一斤，酒浸一宿，放乾，却用烏油麻一升，和炒，令麻子聲絕，即播[9]去，只取補骨脂爲末，醋煑麵糊丸，如梧桐子大，早晨溫酒，鹽湯下二十丸。

又方：固陽丹。

菟絲子二兩（酒浸十日，水淘[10]，焙乾爲末），更入杜仲一兩（蜜炙）。搗，用薯蕷末，酒煑爲糊，丸如梧桐子大,空心用酒下五十丸。

《食醫心鏡》益丈夫,興陽,理腿膝冷。

淫羊藿一斤,酒一斗浸,經三日,飲之,佳。

《御藥院》治脚膝風濕,虛汗少力,多疼痛及陰汗。

燒礬作灰,細研末,一匙頭,沸湯投之,淋洗痛處。

《外臺秘要》補虛勞,益髓,長肌,悦顏色,令人肥健。

鹿角膠,炙,搗,爲末,以酒服方寸匕,日三服。

又,治骨蒸。

桃仁一百二十枚(去皮、雙人[11]、留尖),杵和爲丸,平旦井花水頓服令盡,服訖,量性飲酒令醉,仍須喫水,能多最精。隔日又服一劑,百日不得食肉。

又,骨蒸亦曰內蒸,所以言內者,必外寒內熱附骨也,其根在五臟六府之中,或皮燥而無光。蒸作之時,四肢漸細,足趺[12]腫者。

石膏十分,研如乳法,和水[13]服方寸匕,日再,以體涼爲度。

崔元亮《海上方》療骨蒸鬼氣。

取童子小便五大斗(澄過),青蒿五斗(八月九月採,帶子者最好,細剉),二物相和,內好大釜中,以猛火煎取三大斗,去滓,净洗釜,令乾,再瀉汁,安釜中,以微火煎可二大斗。即取豬膽十枚,相和煎一大斗半,除火待冷,以新瓮器貯,每欲服時,取甘草二三兩,熟炙,搗末,以煎和,搗一千杵爲丸。空腹粥飲下二十丸,漸增至三十丸,止。

【校注】

1. 雖非乃飆急:六醴齋本作“雖非急飆,若”。四庫本作“雖非飆急,若",可從。

2. 吸吸:呼吸急促貌。

3. 喘慨(chuì):喘促氣短。慨,短氣貌。

4. 三兩:疑當作"各三兩"。

5. 悲冬:六醴齋本、四庫本並作"忍冬",當據改。

6. 搦(nuò):按壓。

7. 皴(cūn)皮:皺縮的表皮。

8. 如常法事治:謂按日常加工的方法加工。

9. 播:通"簸"。利用風力揚去麻子。

10. 水淘:六醴齋本在"菟絲子二兩"下,義勝,當從。

11. 雙人:謂核中有兩個果仁的。"人",用同"仁"。

12. 胅:四庫本同。六醴齋本作"膚"。當作"趺",腳。

13. 水:六醴齋本作"冰"。按此證爲骨蒸發熱,其治療要求"體涼爲度",故作"冰"似可從。

治脾胃虛弱不能飲食方第三十四

治卒得食病,似傷寒,其人但欲臥,七八日不治殺人。方

按其脊兩邊有陷處,正灸陷處兩頭,各七壯,即愈。

治食魚鱠[1] 及生肉,住胷膈中不消化,吐之又不出,不可留,多使成癥。方

朴消(如半雞子)一枚,大黃一兩。凡二物,㕮咀,以酒二升,煑取一升,去滓,盡服之,立消。若無朴消者,芒消代之,皆可用。

治食生冷雜物,或寒時衣薄當風,或夜食便臥,不即消,心腹煩痛,脹急,或連日不化。方

燒地令極熱,即敷[2] 薄薦莞席[3],向[4] 臥,覆取汗,即立愈也。

治食過飽煩悶，但欲臥而腹脹。方

熬麵令微香，搗，服方寸匕。得大麥生麵益佳，無麵，以糜亦得。

此四條本在雜治中，皆食飲脾胃家事，令胃氣充實，則永無食患。食[5]宜先治其本，故後疏諸法。

腹中虛冷，不能飲食，食輒不消，羸瘦致之，四肢尪弱[6]，百疾因此互生[7]。

生地黃十斤，搗絞取汁，和好麵三斤，以日曝乾，更和汁，盡止。末[8]，食後服半合，日三，稍增至三合。

又方：麵半斤，麥蘗五升，豉五合，杏仁二升。皆熬令黃香，搗篩，丸如彈，服一枚，後稍增之。

又方：大黃、芍藥各半斤。搗，末之，芒消半斤，以蜜三斤，於銅器中湯上煎，可丸如梧子大，服七丸至十丸。

又方：麴一斤，乾薑十兩，茱萸一升，鹽一彈。合搗，蜜和如彈丸，日三服。

又方：朮二斤，麴一斤（熬令黃）。搗，蜜丸如梧子大，服三十丸，日三。若大冷，可加乾薑三兩。若患腹痛，加當歸三兩。羸弱，加甘草二兩，并長將息，徐以麴朮法。療產後心下停水，仍須利之。

治脾胃氣弱，水穀不得下，遂成不復受食。方

大麻子三升，大豆炒黃香。合搗篩，食前一二方寸匕，日四五服，佳矣。

治飽食便臥，得穀勞病，令人四肢煩重，嘿嘿[9]欲臥，食畢輒甚。方

大麥蘗一升，椒一兩（並熬），乾薑三兩。搗末，服方寸匕，口三四服。

附方

《食醫心鏡》治脾胃氣冷，不能下食，虛弱無力，鶻突羹[10]。

鯽魚半斤，細切，起作鱠，沸豉汁熱投之，著胡椒、乾薑、蒔蘿、橘皮等末，空腹食之。

《近世方》主脾胃虛冷，不下食，積久羸弱成瘵者。

溫州白乾薑一物，漿水煮，令透心潤濕，取出焙乾，搗篩，陳廩米煮粥飲，丸如桐子，一服三五十丸，湯使任用，其效如神。

《食療》治胃氣虛，風熱不能食。

生薑汁半雞子殼，生地黃汁少許，蜜一匙頭，和水三合，頓服，立差。

《經驗方》治脾元氣發歇，痛不可忍者。

吳茱萸一兩，桃仁一兩，和炒，令茱萸焦黑，後去茱萸，取桃仁，去皮尖，研細，葱白三莖煨熟，以酒浸，溫分二服。

《經驗後方》治脾胃進食。

茴香二兩，生薑四兩，同搗令勻，淨器內濕紙蓋一宿，次以銀石器中文武火[11]炒令黃焦，爲末，酒丸如梧子大，每服十丸至十五丸，茶酒下。

《外臺秘要》治久患氣脹。

烏牛尿，空心溫服一升，日一服，氣散即止。

【校注】

1. 魚鱠（kuài）：此指生魚片。"鱠"同"膾"，細切肉。

2. 敷：鋪開。

3. 薄薦莞（guān）席：指薄席。薦，草席。莞，又名水葱，莖高五六尺,可織席。《普濟方》卷二十三《脾胃虛冷水穀不化》作"薄薦若莞席",義長。

4. 向:諸本同,難解。"向"下疑缺一方位詞。

5. 食:疑當爲"食患"二字重文。

6. 尫(wāng)弱:消瘦羸弱。

7. 互生:輪流發生。

8. 未:當作"末"。

9. 嘿嘿:同"默默"。謂神疲語靜。

10. 鶻突羹:謂雜合之羹。"鶻突",同"糊塗"。

11. 文武火:小而弱的火爲文火,大而猛的火爲武火。

治卒絶粮失食飢憊欲死方第三十五

粒食者,生人[1] 之所資,數日乏絶,便能致命。《本草》有不飢之文,而醫方莫言斯術者,當以其涉在仙奇之境,非庸俗所能遵故也。遂使荒饉之歲,餓屍橫路,良可哀乎!今略載其易爲者云。

若脱值奔竄在無人之鄉,及墮墜谿谷、空井、深塚之中,四顧迥絶,無可藉口者,便須飲水服氣,其服法如左:

閉口以舌料[2] 上下齒,取津液而咽之,一日得三百六十咽便佳。漸習乃可至千,自然不飢。三五日小疲極[3],過此便漸輕強。復有食十二時、六戊者諸法,恐危逼之地,不能曉方面及時之早晚,故不論此。若有水者,卒無器,便與左手貯。祝曰:丞掾吏之賜,真乏粮,正赤黃,行無過城下,諸醫以自防。畢,三叩[4] 齒,右手指三叩左手,如此三遍,便飲之。後復有盃器貯水,尤佳。亦左手執,右手以物扣之如法。日服三升,便不復飢,即差。

若可得游涉之地，周行山澤間者

但取松、柏葉，細切，水服二合。日中二三升，便佳。又，掘取白茅根，洗净，切，服之。

此三物得行曝燥，石上搗碎服，服者食方寸[5]，辟[6]一日。又，有大豆者，取含光明帀熱[7]。以水服，盡此則解十日。赤小豆亦佳。得熬二豆黄，末，服一二升，辟十日。草中有术、天門冬、麥門冬、黄精、葳蕤、貝母，或生或熟，皆可單食。樹木上自耳[8]及檀、榆白皮，並可辟飢也。

若遇荒年穀貴，無以充糧，應須藥濟命者

取稻米一斗，淘汰之，百蒸百曝，搗，日一飡[9]，以水。得三十日都止，則可終身不食，日行三百里。

又方：粳米一斗，酒三升，漬之，出曝之，又漬，酒盡止出，稍食之，渴飲之，辟三十日。足一斛二升，辟周年。

有守中丸藥法

其疏諸米豆者，是人間易得易作，且不乖[10]穀氣，使質力無減耳。恐肉穢之身，忽然專禦藥物，或非所堪。若可得頻營[11]，則自更按余所撰穀方中求也。

附方

《聖惠方》絶穀昇仙不食法。

取松實，搗爲膏，酒調下三錢，日三，則不飢。渴飲水，勿食他物，百日身輕，日行五百里。

《野人閑話》云：伏虎尊師煉松脂法。

十斤松脂，五度以水煑過，令苦味盡，取得後，每一斤煉了松脂入四兩茯苓末，每晨水下一刀圭。即終年不

食,而復延齡,身輕清爽。

《抱朴子》云:漢成帝時,獵者於終南山見一人,無衣服,身皆生黑毛,跳坑越澗如飛,乃密伺其所在,合圍取得,乃是一婦人。問之,言:我是秦之宮人,關東賊至,秦王出降,驚走入山,飢無所食,洎[12]欲餓死,有一老公教我喫松柏葉實。初時苦澀,後稍便喫,遂不復飢,冬不寒,夏不熱。此女是秦人,至成帝時,三百餘載也。

【校注】

1. 生人:人民。《醫心方》卷二十六《斷穀方》引作"生民"。"人"當爲"民",唐傳時避李世民諱而改字。

2. 料:料弄;撩動。

3. 疲極:疲勞。"極"亦"疲",同義連用。

4. 叩:敲擊。

5. 方寸:似當作"方寸匕",脫一"匕"字。

6. 辟:指辟穀。即不吃飯食。

7. 取含光明帀熱:《醫心方》卷二十六《斷穀方》作"取三升,捼令光明遍熱"。含,當作"令"。帀熱,遍熱。帀,同"匝",周遍。

8. 自耳:《醫心方》卷二十六《斷穀方》作"白耳",似指白木耳。

9. 飡:同"餐"。

10. 乖:反;背。

11. 營:謀求。

12. 洎(jì):及;到。

治癰疽妬[1]乳諸毒腫方第三十六

《隱居効方》治羊[2]疽瘡，有蟲痒

附子八分，藜蘆二分，末，傅之，蟲自然出。

《葛氏》療妬發，諸癰疽發背及乳[3]方

比[4]灸其上百壯。

又方：熬粢粉令黑，雞子白和之，塗練上以貼癰，小穿練上，作小口泄毒氣，燥易之，神秘。

又方：釜底上[5]搗，以雞子中黃和塗之。加少豉，彌良。

又方：搗黃檗末，篩，雞子白和，厚塗之，乾復易，差。

又方：燒鹿角，搗末，以苦酒和塗之，佳。

又方：於石上水磨鹿角，取濁汁塗癰上，乾復易，隨手消。

又方：末半夏，雞子白和塗之。水磨，傅，並良。

又方[6]：神效。水磨，出《小品》。

又方：醋和茱萸，若搗薑或小蒜傅之，並良。

一切惡毒腫

蔓菁根一大握（無，以龍葵根代之），乳頭香一兩（光明者），黃連一兩（宣州者），杏仁四十九枚（去尖用），柳木取三四錢（白色者）。各細剉，搗三二百杵，團作餅子，厚三四分，可腫處大小貼之，乾復易，立散。別貼膏藥治瘡處，佳。

《葛氏》療癰發數十處方

取牛矢燒，搗末，以雞子白和塗之，乾復易，神效。

又方：用鹿角、桂、雞屎，別搗，燒，合和，雞子白和塗，乾復上。

又，癰已有膿，當使壞方

取白雞兩翅羽肢[7]各一枚，燒服之，即穿。姚同。

又方：吞薏苡子一枚，勿多。

又方：以苦酒和雀矢，塗癰頭上，如小豆[8]。

《葛氏》若已結癰，使聚不更長，方

小豆，末，塗。若雞子白和尤佳，即差。

又方：芫花，末，膠汁和貼上，燥復易，化爲水。

若潰後，膿血不止，急痛。

取生白楸葉，十重貼上，布帛寬縛之[9]。

乳腫

桂心、甘草各二分，烏頭一分（炮）。搗爲末，和苦酒塗，紙覆之，膿化爲水，則神効。

《葛氏》婦女乳癰妬腫

削柳根皮，熟搗，火溫，帛囊貯熨之，冷更易，大良。

又方：取研米槌煑令沸，絮中覆乳，以熨上，當用二枚互熨之[10]，數十廻止。姚云：神効。

乳癰方

大黃、茵草、伏龍肝（竈下黃土也）、生薑各二分。先以三物，搗篩，又合生薑搗，以醋和塗，乳痛則止，極驗。《劉涓子》不用生薑，用生薑[11]，四分[12]分等。余比見用鯽魚立驗。此方《小品》，佳。

《姚氏》乳癰

大黃、鼠糞（濕者）、黃連各一分。二物爲末，鼠矢更搗，以黍米粥清[13]和傅乳四邊，痛即止，愈。無黍米，用粳米並得。

又方：牛馬矢傅，並佳，此並消去。

《小品》妒方[14]

黃芩、白歛、芍藥分等。末，篩，漿服一錢匕，日五服。若右乳結者，將左乳汁服；左乳結者，將右乳汁服。散消根。姚同此方，必愈。

姚方，搗生地黃，傅之，熱則易。小豆亦佳。

又云：二三百棗療不差[15]，但堅紫色者。

用前柳根皮法。云熬令溫，熨腫，一宿愈。

凡乳汁不得泄，內結，名妒乳，乃急於癰。

《徐玉》療乳中㿔癧起痛，方

大黃、黃連各三兩，水五升，煑取一升二合，分三服，得下，即愈。

《葛氏》卒毒腫起急痛，方

蕪菁根（大者），削去上皮，熟搗，苦酒和如泥，煑三沸，急攪之出，傅腫，帛裹上。日再三易，用子亦良。

又方：燒牛矢，末，苦酒和，傅上，乾復易。

又方：水和石灰封上，又苦酒磨升麻若青木香或紫檀，以磨傅上，良。

又方：取水中萍子草[16]，熟搗，以傅上。

又，已入腹者

麝香、薰陸香、青木香、雞舌香各一兩。以水四升，

肘後備急方　卷五

煮取二升，分爲再服。

若惡核腫結不肯散者

吳茱萸、小蒜分等，合搗傅之。丹蒜亦得。

又方：搗鯽魚以傅之。

若風腫多痒，按之隨手起，或隱㾦[17]。方

但令痛[18]以手摩捋抑按，日數度，自消。

又方：以苦酒磨桂若獨活，數傅之，良。

身體頭面忽有暴腫處如吹。方

巴豆三十枚，連皮碎，水五升，煮取三升，去滓，綿沾以拭腫上，趁[19]手消，勿近口。

皮肉卒腫起，狹長赤痛名膈[20]

鹿角五兩，白斂一兩，牡蠣四兩，附子一兩。搗篩，和苦酒，塗帛上，燥復易。

《小品》癰結腫堅如石，或如大核，色不變，或作石癰不消

鹿角八兩（燒作灰），白斂二兩（麤理黃色），磨石一斤（燒令赤）。三物搗作末，以苦酒和泥，厚塗癰上，燥更塗，取消止。內服連翹湯下之。姚方云：燒石令極赤，內五升苦酒中；復燒，又內苦酒中，令減半止，搗石和藥。先用所餘苦酒，不足，添上用。

《姚方》若發腫至堅，而有根者，名曰石癰

當上灸百壯，石子當碎出。不出者，可益壯。癰、疽、瘤、石癰、結筋、瘰癧，皆不可就針角[21]。針角者，少有不及禍者也。

又，癰未潰方

茵草末，和雞子白，塗紙令厚，貼上，燥復易，得痛，自差。

癰腫振焮不可棖[22]方

大黃，搗篩，以苦酒和，貼腫上，燥易，不過三，即差減，不復作，膿自消除，甚神驗也。

癰腫未成膿

取牛耳垢封之，即愈。

若惡肉不盡者，食[23]肉藥食去，以膏塗之，則愈。食肉方

取白炭灰、荻灰等分，煎令如膏（此不宜預作）。十日則歇。并可與去黑子。此大毒。若用効驗，本方用法。

凡癰腫用

栝蔞根、赤小豆，皆當内苦酒中，五宿出，熬之畢，搗爲散，以苦酒和，塗紙上，貼腫，驗。

《隱居効方[24]》消癰腫

白斂二分，藜蘆一分，爲末，酒[25]和如泥貼上，日三，大良。

疽瘡骨出

黃連、牡蠣各二分，爲末，先鹽酒洗，後傅。

《葛氏》忽得瘭疽[26]著手足肩[27]，累累[28]如米豆，刮汁出，急療之

熬蕪菁，熟搗，裹，以展轉[29]其上，日夜勿止。

若發疽於十指端，及色赤黑，甚難療，宜按大方，非單方所及。

若骨疽積年，一捏一汁出，不差

熬末膠飴，勃[30]瘡上，乃破生鯉魚以搶之，如炊頃，刮視有小蟲出，更洗傅藥，蟲盡，則便止，差。

姚方云：爓疽者，肉中忽生一黶子[31]，如豆粟，劇者如梅李大，或赤，或黑，或白，或青，其屬有核，核有深根，應心小久[32]，四面悉腫疱，黯黙[33]紫黑色，能爛壞筋骨，毒入臟腑，殺人。南方人名爲擒著毒

著厚肉處，皆割之，亦燒鐵令赤，烙赤[34]三上，令焦如炭。亦灸黯炮[35]上，百壯爲佳。早春酸蔒葉，薄其四面，防其長也。飲葵根汁、犀角汁、升麻汁折其熱。内外療依丹毒法也。

《劉涓子》療癰疽發壞，出膿血、生肉，黃耆膏

黃耆、芍藥、大黃、當歸、芎藭、獨活、白芷、薤白各一兩，生地黃三兩。九物，切，豬膏二升半，煎三上三下，膏成，絞去滓，傅充瘡中，摩左右，日三。

又，丹癰疽始發，浸淫進長，并少小丹擒方

升麻、黃連、大黃、芎藭各二兩，黃芩[36]、芒消各三兩，當歸、甘草（炙）、羚羊角各一兩。九物，㕮咀，水一斗三升，煮取五升，去滓，還内鐺[37]中，芒消上[38]杖攪，令[39]成膏。適冷熱，貼帛搨腫上，數度，便隨手消散。王練甘林所秘方，慎不可近陰。

又，爓瘡，浸淫多汁，日就浸大[40]，胡粉散

胡粉（熬）、甘草（炙）、藺茹、黃連各二分。四物，搗散，篩，以粉瘡，日三，極驗。

諸疽瘡膏方

蠟、亂髮、礬石、松脂各一兩，豬膏四兩。五物，先下髮，髮消下礬石，礬石消下松脂，松脂消下蠟，蠟消下豬膏，塗瘡上。

赤龍皮湯，洗諸敗爛瘡方

槲樹皮（切）三升，以水一斗，煑取五升，春夏冷用，秋冬温用，洗乳瘡，及諸敗瘡，洗了則傅膏。

發背上初欲疢，便服此大黃湯

大黃、甘草（炙）、黃芩各二兩，升麻二兩，栀子一百枚。五物，以水九升，煑取三升半，服得快下數行便止，不下則更服。

療發背，及婦人發乳，及腸癰，木占斯散

木占斯、厚朴（炙）、甘草（炙）、細辛、栝樓、防風、乾薑、人參、桔梗、敗醬各一兩。十物，搗爲散，酒服方寸匕，晝七夜四，以多爲善。病在上常[41]吐，在下[42]膿血。此謂腸癰之屬，其癰腫即不痛，長服，療諸疽痔。若瘡已潰，便早愈。

發背無有不療，不覺腫去，時長服，去敗醬。多療婦人發乳、諸產、癥瘕，益良。並劉涓子方。

《劉涓子》療癰消膿，木占斯散方

木占斯、桂心、人參、細辛、敗醬、乾薑、厚朴（炙）、甘草（炙）、防風、桔梗各一兩。十物，爲散，服方寸匕，入咽覺流入瘡中。若癰疽灸不發壞者，可服之，瘡未壞，去敗醬。此藥或時有癰令成水[43]者。

癰腫療瘰，核不消，白蘞薄方

白蘞、黃連、大黃、黃芩、蔄草、赤石脂、吳茱萸、芍藥各四分。八物，搗篩，以雞子白和如泥，塗故帛上，薄之。開小口，乾即易之，差。

發背欲死者

取冬瓜，截去頭，合瘡上，瓜當爛，截去更合之，瓜未盡，瘡已歛小矣，即用膏養之。

又方：伏龍肝，末之，以酒[44]調，厚傅其瘡口，乾即易，不日平復。

又方：取梧桐子葉，鍬[45]上煿成灰，絹羅，蜜調傅之，乾即易之。

《癰腫雜効方》療熱腫

以家芥子并柏葉，搗，傅之，無不愈，大驗。得山芥更妙。又，搗小芥子末，醋和作餅子，貼腫及㿃癧，數着，消即止，恐損肉。此療馬附骨，良。

又方：燒人糞作灰，頭醋和如泥，塗腫處，乾數易，大驗。

又方：取黃色雄黃、雌黃色石，燒熱令赤。以大醋沃之，更燒醋沃，其石即軟如泥，刮取塗腫。若乾，醋和，此大秘要耳。

灸腫令消法

取獨顆蒜，橫截厚一分，安腫頭上，炷如梧桐子大，灸蒜上百壯。不覺消，數數灸，唯多爲善，勿令大熱。但覺痛即擎起蒜，蒜燋，更換用新者，不用灸損皮肉。如有體乾，不須灸。余嘗小腹下患大腫，灸即差，每用之，則可大効也。

又方：生參[46]□□□頭上核。又，磁石，末，和醋，傅之。

又方：甘草[47]□□□塗此，蕉子不中食。

又方：雞腸草傅。

又方：白薟，末，傅，並良。

又，熱腫㿈

炒[48]膠數塗，一日十數度，即差。療小兒㿈子，尤良。每用神効。

一切毒腫，疼痛不可忍者

搜[49]麵團腫頭如錢大，滿中安椒，以麵餅子蓋頭上，灸令徹，痛即立止。

又方：搗葷麻人[50]，傅之，立差。

手脚心，風毒腫

生椒（末）、鹽（末）等分，以醋和，傅，立差。

癰疽生臭惡肉者

以白藺茹散傅之，看肉盡便停。但傅諸膏藥，若不生肉，傅黃耆散（藺茹、黃耆），止一切惡肉。仍不盡者，可以七頭赤皮藺茹爲散，用半錢匕，和白藺茹散三錢匕，以傅之。此姚方差[51]。

惡脉病，身中忽有赤絡脉起如蚓狀，此由春冬惡風入絡脉之中，其血瘀所作

宜服之五香連翹，鑱[52]去血，傅丹參膏，積日乃差。

余度山嶺即患。常服五香湯，傅小豆得消。以下並姚方。

惡核病者，肉中忽有核如梅李，小者如豆粒。皮中慘痛[53]，左右走，身中壯熱，瘃[54]惡寒是也。此病卒然如起，有毒入腹殺人，南方多有此患

宜服五香連翹湯，以小豆傅之，立消。若餘核，亦得傅丹參膏。

惡肉病者，身中忽有肉，如赤小豆粒突出，便長如牛馬乳，亦如雞冠狀

亦[55]宜服漏蘆湯，外可以燒鐵烙之。日三烙，令稍燋，以升麻膏傅之。

氣痛之病，身中忽有一處如打撲之狀，不可堪耐，而左右走身中，發作有時，痛靜時，便覺其處冷如霜雪所加。此皆由冬溫至春暴寒傷之

宜先服五香連翹數劑，又以白酒煑楊柳皮暖熨之，有赤點點處，宜鑱去血也。

五香連翹湯，療惡肉、惡脈、惡核、瘰癧、風結、腫氣痛

木香、沉香、雞舌香各二兩，麝香半兩，薰陸一兩，夜干[56]、紫葛、升麻、獨活、寄生、甘草（炙）、連翹各二兩，大黃三兩，淡竹瀝三升。十三物，以水九升，煑減半，內竹瀝取三升，分三服，大良。

漏蘆湯，療癰疽、丹疹、毒腫、惡肉

漏蘆、白歛、黃芩[57]、白薇、枳實（炙）、升麻、甘草（炙）、芍藥、麻黃（去節）各二兩，大黃三兩。十物，以水一斗，煑取三升。若無藥，用大黃下之，佳。其丹毒，須針鑱去血。

丹參膏，療惡肉、惡核、瘰癧、風結、諸脈腫

丹參、蒴藋各二兩，秦膠、獨活、烏頭、白及、牛膝、菊花、防風各一兩，莽草葉、躑躅花、蜀椒各半兩。十二物，切，以苦酒二升，漬之一宿，豬膏四斤，俱煎之，令酒竭，勿過燋，去滓，以塗諸疾上，日五度，塗故布[58]上貼之。此膏亦可服，得大行[59]，即須少少服。《小品》同。

升麻膏，療丹毒腫熱瘡

升麻、白歛、漏蘆、芒消各二兩，黃芩[60]、枳實、連翹、蛇嘟[61]各三兩，梔子二十枚，蒴藋根四兩。十物，切，舂令細，納器中，以水三升，漬半日，以豬脂五升，煎令水竭，

去滓，傅之，日五度，若急合，即水煎，極驗方。

《葛氏》療卒毒腫起急痛

柳白皮，酒煮令熱，熨上，痛止。

附方

《勝金方》治發腦、發背及癰疽、熱癤、惡瘡等。

臘月兎頭，細剉，入瓶內密封，惟久愈佳。塗帛上，厚封之。熱痛傅之如冰，頻換，差。

《千金方》治發背、癰腫，已潰、未潰方：

香豉三升，少與水和，熟搗成泥，可腫處作餅子，厚三分，已上有孔，勿覆，孔上布豉餅，以艾烈[62]其上。灸之使溫溫而熱。勿令破肉，如熱痛，即急易之，患當減，快得分穩[63]，一日二度，灸之如先，有瘡孔中汁出，即差。

《外臺秘要》療惡寒嗇嗇[64]，似欲發背，或已生瘡腫，癮癗[65]起。方：

消石三兩，以暖水一升和，令消，待冷，取故青布揲[66]三重，可似赤處方圓，濕布搨之，熱即換。頻易，立差。

《集驗方》治發背。

以蝸牛一百箇活者，以一升淨瓶入蝸牛，用新汲水一盞，浸瓶中，封繫，自晚至明，取出蝸牛放之。其水如涎，將真蛤粉，不以多少，旋調傅，以雞翎[67]掃之瘡上，日可十餘度，其熱痛止，瘡便愈。

崔元亮《海上方》治發背秘法，李北海云此方神授，極奇秘。

以甘草三大兩（生搗，別篩末），大麥麪九兩。於大盤中相和，攪令勻，取上等好酥少許，別捻入藥，令勻。

百沸水搜如餅子劑，方圓大於瘡一分。熱傅腫上，以油片及故紙隔，令通風，冷則換之。已成膿水，自出；未成，腫便內消。當患腫著藥時，常須喫黃耆粥，甚妙。

又一法：甘草一大兩，微炙，搗碎，水一大升，浸之。器上橫一小刀子，置露中經宿，平明[68]以物攪令沫出，吹沫服之。但是瘡腫發背，皆可服，甚効。

《梅師方》治諸癰疽發背，或發乳房。初起微赤，不急治之，即死。速消方[69]：

搗苧根，傅之，數易。

《聖惠方》治附骨疽，及魚眼瘡。

用狗頭骨，燒煙薰之。

《張文仲》方治石癰堅如石，不作膿者。

生章陸根，搗，擦之。燥即易，取軟爲度。

《子母秘錄》治癰疽，痔瘻瘡，及小兒丹。

水煮棘根汁，洗之。

又方：末蟚蟧，傅之。

《小品方》治疽初作。

以赤小豆，末，醋和傅之，亦消。

《博濟方》治一切癰腫未破，疼痛，令內消。

以生地黃杵如泥，隨腫大小，攤於布上，糝[70]木香末於中，又再攤地黃一重，貼於腫上，不過三五度。

《日華子》云：消腫毒。

水調決明子末，塗。

《食療》治癰腫。

栝蔞根，苦酒中熬燥，搗篩之。苦酒和，塗紙上，攤貼，服金石人宜用。

《楊文蔚方》治癰未潰。

栝蔞根、赤小豆等分，爲末，醋調塗。

《千金方》治諸惡腫失治，有膿。

燒棘針作灰，水服之，經宿頭出。

又方：治癰瘡中冷，瘡口不合。

用鼠皮一枚，燒爲灰，細研，封瘡口上。

《孫真人》云：主癰發數處。

取牛糞，燒作灰，以雞子白和，傅之，乾即易。

《孫真人食忌》主一切熱毒腫。

章陸根，和鹽少許，傅之，日再易。

《集驗方》治腫。

柳枝，如脚指大，長三尺，二十枚。水煑令極熱，以故布裹腫處，取湯熱洗之，即差。

又方：治癰，一切腫未成膿，拔毒。

牡蠣白者，爲細末，水調塗，乾更塗。

又方：治毒熱，足腫疼欲脱。

酒煑苦參，以漬之。

《外臺秘要》治癰腫。

伏龍肝，以蒜和作泥，塗用布上，貼之。如乾，則再易。

又方：凡腫已潰未潰者。

以白膠一片，水漬令軟納納然[71]，腫之大小[72]，貼當頭，上開孔。若已潰還合者，膿當被膠急撮之，膿皆出盡；未有膿者，腫當自消矣。

又方：燒鯉魚作灰，酢和，塗之一切腫上，以差爲度。

又，療熱毒病，攻手足腫，疼痛欲脱。方：

取蒼耳汁，以漬之。

又方：水煮馬糞汁，以漬之。

《肘後方》[73]治毒攻手足腫，疼痛欲斷。

豬蹄一具，合葱煮，去滓，內少許鹽，以漬之。

《經驗後方》治一切癰腫無頭。

以葵菜子一粒，新汲水吞下，須臾即破。如要兩處破，服兩粒。要破處，逐粒加之，驗。

又方：治諸癰不消，已成膿，懼針不得破，令速決。

取白雞翅下第一毛，兩邊各一莖，燒灰，研，水調服之。

又，《梅師方》取雀屎塗頭上，即易破。雄雀屎佳。堅者爲雄。

謹按：雄黃治瘡瘍，尚矣。

《周禮·瘍醫》：凡療瘍以五毒攻之。鄭康成注云：今醫方有五毒之藥，作之，合黃垫[74]，置石膽、丹砂、雄黃、礜石、磁石其中，燒之三日三夜。其煙上著，以雞羽掃取之，以注創。惡肉、破骨則盡出。故翰林學士楊億嘗筆記：直史館楊嵎年少時，有瘍生於頰，連齒輔車[75]外腫若覆甌，內潰出膿血，不輟吐之，痛楚難忍。療之百方，彌年不差。人語之，依鄭法，合燒藥成，注之創中，少頃，朽骨連兩牙潰出，遂愈，後更安寧。信古方攻病之速也。黃垫若今市中所貨，有蓋瓦合也。近世合丹藥，猶用黃瓦瓿[76]，亦名黃垫，事出於古也。（垫，音武。）

《梅師方》治產後不自乳兒[77]，畜積乳汁結作癰。

取蒲公草，搗，傅腫上，日三四度易之。俗呼爲蒲公英，語訛爲僕公罌是也，水煮汁服，亦得。

又方：治妬乳乳癰。

取丁香，搗末，水調方寸匕，服。

又方：治乳頭裂破。

搗丁香末，傅之。

《千金方》治妬乳。

梁上塵，醋和塗之。亦治陰腫。

《靈苑方》治乳痛，癰初發，腫痛結硬，欲破膿，令一服，差。

以北來真樺皮，無灰酒服方寸匕，就之臥，及覺，已差。

《聖惠方》主婦人乳癰不消。

右用白麵半斤，炒令黃色，用醋煮爲糊，塗於乳上，即消。

《產寶》治乳及癰腫。

雞屎，末，服方寸匕，須臾三服，愈。《梅師方》亦治乳頭破裂，方同。

《簡要濟眾》治婦人乳癰。汁不出，內結成膿腫，名妬乳。方：

露蜂房，燒灰，研，每服二錢，水一中盞，煎至六分，去滓，溫服。

又方：治吹妳[78]，獨勝散。

白丁香半兩，搗羅，爲散。每服一錢匕，溫酒調下，無時服。

《子母秘錄》療吹妳，惡寒壯熱。

豬肪脂，以冷水浸，榻[79]之。熱即易，立效。

楊炎《南行方》治吹妳，疼痛不可忍。

用穿山甲（炙黃）、木通各一兩，自然銅半兩（生用）。

三味,搗羅爲散,每服二錢,温酒調下,不計時候。

《食醫心鏡》云:治吹妳,不痒不痛,腫硬如石。

以青橘皮二兩,湯浸去穰,焙[80]爲末。非時温酒下二錢匕。

【校注】

1. 妬乳:婦女産後乳汁蓄積所致之乳房脹硬掣痛甚或瘙癢生瘡的病證。妬,同"妒"。

2. 羊:通"痒"。"痒"一義同"瘍"。瘡瘍。

3. 妳發……及乳:指乳部或背部的癰疽。妳,同"奶"。"奶發"即乳房發癰疽。癰疽發背及乳,即發背(乳)癰(疽)。古人習慣説癰疽發在某部。《外臺秘要》卷二十四《癰疽發背雜療方》引文無"妳發"二字。

4. 比:《醫心方》卷第十五《治癰疽未膿方》作"但";《外臺秘要》卷二十四《癰疽發背雜療方》作"皆"。作"皆"義勝。

5. 上:當作"土"。《外臺秘要》卷二十四《癰疽發背雜療方》正作"土"。

6. 又方:二字疑衍。本條疑非"又方",而是前方附語。

7. 羽肢:當作"羽支",鳥類翅羽兩側的毛。

8. 如小豆:《證類本草·醋》作"如小豆大,即穿"。義足。

9. 寬縛之:《備急千金要方》卷二十二《癰疽》作"緩急得所"。即鬆緊適宜。

10. 取研……熨之:《外臺秘要》卷三十四《乳癰腫方》作"研米槌二枚,煮令熱,以絮巾覆乳上,用二槌更互熨腫"。《備急千金要方》卷二十三《腸癰》作"取研米槌二枚,炙熱,以絮及故帛揜乳上,以槌互熨之"。義明,可參。

11. 生薑:四庫本作"乾薑",當從。《外臺秘要》卷三十四《乳癰腫方》作"生魚"。

192

12. 分：當作“物”。

13. 粥清：謂粥面上層薄湯。

14. 妒方：似當作“妒乳方”。《外臺秘要》卷三十四《妒乳瘡痛方》作“小品妒乳方”。

15. 二三……不差：《證類本草·柳華》引作“二三日腫痛不差”，據上下文當作“二三月”。

16. 水中萍子草：即浮萍。一種常見水生草。

17. 隱瘮：突起的皮疹。特指皮膚過敏引起的皮疹。瘮，同“疹”。

18. 痛：用力。

19. 趁：同“趁”，逐。

20. 腨(biàn)：皮下經脈隆起如辮繩狀。

21. 針角：針刺和拔火罐。

22. 棖(chéng)：當作“振”，觸碰。

23. 食：同“蝕”。

24. 劾方：當作“必效方”。《外臺秘要》卷二十四《癰腫方》正引作“必效方”。

25. 酒：《外臺秘要》卷二十四《癰腫方》引作“苦酒”，可從。

26. 熛疽：《備急千金要方》卷二十二《瘭(biāo)疽》作“瘭疽”。局部皮膚炎腫化膿的瘡毒。常生於手指頭或腳趾頭。

27. 肩：《備急千金要方》卷二十二《瘭疽》作“肩背”，可從。

28. 累累：硬結連續貌。

29. 展轉：同“輾轉”，謂翻來覆去。

30. 勃：通“傅”，後世作“敷”。

31. 黭子：亦作“黯子”，指熛疽中心深色的瘡核。《備急千金要方》卷二十二《瘭疽》作“點子”。

32. 其靨……小久：《備急千金要方》卷二十二《瘭疽》作“其狀不定有根不浮腫痛傷之應心根深至肌經久”。應心，《外臺秘要》卷二十四《瘭疽方》作“痛瘮應心”。小久，六醴齋本、四庫本並作"少久",同"稍久"。

33. 黯黓:色暗,不鮮明。

34. 赤:六醴齋本作"毒",較是。

35. 炮:四庫全書本作"皰"。是。

36. 黄芩:當作"黄芩"。《劉涓子鬼遺方》正作"黄芩"。

37. 鐺(chēng):一種小型的鍋具。

38. 芒消上:《劉涓子鬼遺方》作"下芒消,上火"。義長。又"芒"字上六醴齋本有"後下"二字。

39 令:六醴齋本無此字。

40. 日就浸大:《備急千金要方》卷二十二《瘭疽》同方作"日漸大"。義明。

41. 常:《劉涓子鬼遺方》、《外臺秘要》卷二十四《癰疽發背雜療方》並作"當",義勝。

42. 在下:《劉涓子鬼遺方》重"下"字。義勝。《外臺秘要》卷二十四《癰疽發背雜療方》作"在下當下"。

43. 癰令成水:疑當作"令癰成水"。《劉涓子鬼遺方》作"化癰疽成水"。

44. 酒:疑當作"苦酒"。《千金翼方》卷第二十三《薄貼》作"大醋"。

45. 鏊(ào):同"鏊"。平底鐵鍋,俗稱鏊子或鏊盤。

46. 生參:《普濟方》卷一百九十三《卒腫滿》中本條作"以生參薄切貼頭上核佳"。據知以下闕字為"薄切貼"。

47. 甘草:似應作"甘蕉"。古方中多見用甘蕉根敷治腫滿。《普濟方》卷一百九十三《卒腫滿》本條作"以甘蕉根搗爛塗患處蕉子不中食"。據知以下闕字為"根搗爛"。

48. 肜(róng):火紅色。此用同"融"。

49. 搜:同"溲",拌和。

50. 草麻人:即蓖麻仁。

51. 以傅之此姚方差:似應作"以傅之差此姚方"。

52. 鑱(chán)：刺。

53. 憯痛：《備急千金要方》卷二十二《瘭疽》作“瘆痛”，可從。

54. 瘵：《備急千金要方》卷二十二《瘭疽》作“瘲索”二字。按，“瘲索”爲惡寒貌，可從。

55. 亦：四庫本作“内”，與下文“外”相對，義長。

56. 夜干：即射干。

57. 黄苓：當作“黄芩”。

58. 故布：舊布。

59. 大行：大便。

60. 黄苓：當作“黄芩”。

61. 蛇嘟：同“蛇銜”。“嘟”爲“銜”的俗字。

62. 烈：《備急千金要方》卷二十二《發背》作“列”，當從。

63. 分穩：《備急千金要方》卷二十二《發背》作“安穩”，當從。

64. 嗇嗇：惡寒貌。

65. 癮瘆：同“隱疹”，突起的皮疹。特指皮膚過敏引起的皮疹。

66. 揲(dié)：折疊。《外臺秘要》卷二十四《發背方》作“疊”。

67. 翎(líng)：鳥翅或尾上長而硬的毛。

68. 平明：平旦，黎明。

69. 消方：二字原另起一行，據文意移。

70. 糝(sǎn)：撒布，混和。

71. 納納然：濕軟貌。

72. 腫之大小：《備急千金要方》卷二十二《癰疽》作“稱大小”，《外臺秘要》卷二十四《癰腫方》作“稱腫之大小”，並可從。

73. 肘後方：六醴齋本作“又方急”。

74. 黄堥(wǔ)：瓦器。《周禮·天官·瘍醫》賈公彦疏：“此言黄者，見今時合和丹藥者，皆用黄瓦甌爲之，亦名黄堥。”

75. 輔車：牙床。

76. 甂(lì)："鬲"的異體字。鼎的一種。

77. 見：據文義，當作"兒"。

78. 吹妳：即吹奶。證候名。乳房腫脹如吹，屬乳腺炎一類。

79. 榻：當作"搨"。厚敷。

80. 焙(bèi)：微火烘烤。

治腸癰肺癰方第三十七[1]

【校注】

1. 治腸癰肺癰方第三十七：此篇僅有標題而無正文。

治卒發丹火惡毒瘡方第三十八[1]

【校注】

1. 治卒發丹火惡毒瘡方第三十八：此標題原闕，據原書目錄加入。

治癌癬疥漆瘡諸惡瘡方第三十九[1]

《葛氏》大人小兒，卒得惡瘡，不可名識者

燒竹葉，和雞子中黃，塗，差。

又方：取蛇床子合黃連二兩，末，粉瘡上。燥者，豬脂和，塗，差。

又方：燒蛇皮，末，以豬膏和，塗之。

又方：煮柳葉若皮洗之，亦可內少鹽。此又療面上瘡。

又方：臘月豬膏一升，亂髮如雞子[2]大，生鯽魚一頭，令煎[3]，令消盡，又內雄黃、苦參(末)二兩[4]，大附子一枚(末)，絞令凝,以傅諸瘡,無不差。《胡洽》療瘑疽疥,大効。

瘡中突出惡肉者

末烏梅屑,傅之。又,末硫黃傅上,燥者[5],唾和塗之。

惡瘡連痂痒痛

搗扁豆[6]封,痂落即差,近方[7]。

【校注】

1. 治瘑癬疥漆瘡諸惡瘡方第三十九:此標題原闕,據全書目録加入。

2. 雞子:《醫心方》卷十七《治惡瘡方》作"鴨子"。

3. 令煎:六醴齋本、《醫心方》卷十七《治惡瘡方》並作"合煎",可從。

4. 二兩:疑當作"各二兩"。

5. 燥者:道藏本作"燥著"。

6. 扁豆:《證類本草·萹蓄》作"萹竹"。《普濟方》卷二百七十五《一切惡瘡》作"扁竹"。

7. 近方:當作"近效方"。《普濟方》卷二百七十五《一切惡瘡》無此二字。

按,以上内容人民衛生出版社影印本説明認爲屬三十八題,藍川慎認爲屬三十九題,因第一條主證爲"惡瘡",與本題合,現從藍氏説,歸本題下。但分列兩部分。

《小品》療瘑[1]癬疥惡瘡方

水銀、礬石、蛇床子、黃連各二兩,四物搗篩,以臘月豬膏七合,並下水銀,攪萬度,不見水銀,膏成,傅瘡,並小兒頭瘡,良。襲慶宣[2]加薗茹一兩,療諸瘡,神驗無比。

姚療瘑疥

雄黃一兩,黃連二兩,松脂二兩,髮灰如彈丸。四物，鎔豬膏與松脂合，熱搗，以薄瘡上，則大良。

又，療惡瘡[3]粉方

水銀、黃連、胡粉（熬令黃）各二兩。下篩，粉瘡。瘡無汁者，唾和之。

小兒身中惡瘡

取笋汁，自澡洗，以笋殼作散，傅之，効。

人體生惡瘡似火，自爛

胡粉（熬黑）、黃檗、黃連分等。下篩，粉之也。

卒得惡瘡

蒼耳、桃皮，作屑，內瘡中，佳。

頭中惡瘡

胡粉、水銀、白松脂各二兩，臘月豬膏四兩，合松脂煎，以水銀、胡粉合研，以塗上，日再。《胡洽》云：療小兒頭面瘡。又一方加黃連二兩。亦療得禿瘡。

惡瘡雄黃膏方

雄黃、雌黃（並末）、水銀各一兩，松脂二兩，豬脂半斤，亂髮如雞子大。以上合煎，去滓，內水銀，傅瘡，日再。

《効方》惡瘡食肉雄黃散

雄黃六分，藺茹、礬石各二分，末瘡中，日二。

療瘡方，最去面上粉刺。方

黃連八分，糯米、赤小豆各五分，吳茱萸一分，胡粉、水銀各六分。搗黃連等，下篩，先於掌中研水銀使極細，和藥使相入，以生麻油總[4]，稀稠得所[5]，洗瘡拭乾，傅之。但是瘡即療，神驗不傳。

甘家松脂膏，療熱瘡，尤嘲[6]膿，不痂無瘢。方

松脂、白膠香、薰陸香各一兩，當歸、蠟各一兩半，甘草一兩（並切），豬脂、羊腎脂各半合許，生地黃汁亦半合，以松脂等末，内脂膏、地黃汁中，微火煎令黃，下臘[7]，絞去滓。塗布，貼瘡，極有驗。甘家秘不能傳，此是半劑。

地黃膏，療一切瘡已潰者。及炙貼之，無痂生肉去膿。神秘方

地黃汁一升，松脂二兩，薰陸香一兩，羊腎脂及牛酥，各如雞子大。先於地黃汁煎松脂及香令消，即内羊脂、酥，并更用蠟半雞子大，一時相和，緩火煎，水盡膏成，去滓，塗帛，貼瘡，日一二易。加故緋一片，亂髮一雞子許大，療年深者，十餘日即差，生肉。秘法。

婦人頰上瘡，差後每年又發。甘家秘方，塗之永差

黃礬石二兩（燒令汁盡），胡粉一兩，水銀一兩半。搗篩，礬石、胡粉更篩，先以片許豬脂於甆器内[8]，熟研水銀令消盡，更加豬脂，並礬石、胡粉，和使粘稠，洗面瘡以塗上。又別熬胡粉令黃，塗膏訖，則薄此粉，數日即差。甘家用大驗。

療瘑瘡，但是腰脚[9]已下，名爲瘑。此皆有蟲食之，蟲死即差，此方立驗

醋泔澱[10]一椀，大麻子一盞，白沙、鹽末各一抄，和掩以傅瘡，乾更傅。先温泔浄洗，拭乾，傅一二度，即差。孔如針穴，皆蟲食，大驗。

《効方》惡瘡三十年不愈者

大黃、黃芩、黃連各一兩，爲散，洗瘡浄，以粉之。日三，無不差。又，黃檗分等亦佳。

《葛氏》療白禿方

殺豬即取肚，破去屎，及熱以反搨頭上。須臾，蟲出著肚。若不盡，更作取，令無蟲即休。

又方：末藜蘆，以臘月豬膏和塗之。五月漏蘆草燒作灰，膏和使塗之。皆先用鹽湯洗，乃傅。

又方：羊蹄草根，獨根者，勿見風日及婦女雞犬，以三年醋研和如泥，生布拭瘡令赤，以傅之。

姚方，以羊肉如作脯法，炙令香及熱，以搨上，不過三四日，差

又方：先以皂莢湯熱洗，拭乾，以少油麻[11]塗，再三，即差。

附方

《千金方》治遍身風癢生瘑疥。

以蒺藜子苗，煮湯洗之，立差。《千金翼方》同。

又方：茵陳蒿不計多少，煮濃汁，洗之，立差。

《千金翼方》瘑癬初生或始痛癢。

以薑黃傅之，抄[12]。

又方：嚼鹽，塗之，抄。

又方：漏瘤瘡濕，癬癢浸淫，日瘙癢不可忍，搔之黃水出，差後復發。

取羊蹄根，去土，細切，搗，以大醋和，淨洗傅上一時間，以冷水洗之，日一傅，差。若爲末傅之，抄。

《外臺秘要》治癬瘡方：

取蟾蜍[13]，燒灰，末，以豬脂和傅之。

又方：治乾癬，積年生痂，瘙[14]之黃水出，每逢陰雨即癢。

200

用斑猫半兩，微炒爲末，蜜調，傅之。

又，治疥方：

搗羊蹄根，和豬脂塗上，或著鹽少許，佳。

《斗門方》治疥癬。

用藜蘆，細搗爲末，以生油調，傅之。

王氏《博濟》治疥癬，滿身作瘡，不可治者。

何首烏、艾等分。以水煎令濃。於盆内洗之，甚能解痛，生肌肉。

《簡要濟衆》治癬瘡久不差。

羊蹄根，搗，絞取汁，用調膩粉少許，如膏，塗傅癬上，三五遍，即差。如乾，即豬脂調和傅之。

《鬼遺方》治疥癬。

松膠香，研細，約酌入少輕粉，衮[15]令匀。凡疥癬上，先用油塗了，擦末，一日便乾，頑者三兩度。

《聖惠方》治癬濕癢。

用楮葉半斤，細切，搗爛，傅癬上。

《楊氏産乳》療瘡疥。

燒竹葉爲末，以雞子白和之，塗上，不過三四次，立差。

《十全方》治疥瘡。

巴豆十粒，火炮過黃色，去皮膜。右順手[16]研如麵，入酥少許，膩粉少許，同研匀。爪破，以竹篦子點藥，不得落眼裏及外腎[17]上。如熏炙著外腎，以黃丹塗，甚紗。

《經驗方》治五般瘡癬。

以韭根，炒存性，旋搗末，以豬脂油調，傅之。三度，差。

《千金方》療漆瘡。

用湯漬[18]芒硝令濃，塗之。乾即易之。

譚氏治漆瘡。

漢椒湯洗之，即愈。

《千金翼》治漆瘡。

羊乳傅之。

《集驗方》治漆瘡。

取蓮葉乾者一斤，水一斗，煑取五升。洗瘡上，日再，差。

《斗門方》治漆咬。

用韭葉，研，傅之。《食醫心鏡》同。

《千金方》主大人小兒，風瘙癮癥，心迷悶方：

巴豆二兩，搥破，以水七升，煑取三升，以帛染拭之。

《外臺秘要》塗風瘮。

取枳實，以醋漬令濕，火灸令熱。適寒溫，用熨上，即消。

《斗門方》治癮癥。

棟皮，濃煎，浴之。

《梅師方》治一切瘮。

以水煑枳殼爲煎，塗之。乾即又塗之。

又方：以水煑芒硝塗之。

又，治風癮癥方：

以水煑蜂房，取二升，入芒硝，傅上。日五度，即差。

《聖惠方》治風瘙癮癥，遍身痒成瘡。

用礜砂一升，水二斗，煑取一斗二升，去滓。溫熱得所，以洗之，宜避風。

《千金翼》療丹癮疹方：

酪和鹽熱煮，以摩之，手下消。

又，主大人小兒風瘮。

茱萸一升，酒五升，煮取一升，帛染拭之。

《初虞世[19]》治皮膚風熱，遍身生癮瘮。

牛蒡子、浮萍等分，以薄荷湯調下二錢，日二服。

《經驗後方》治肺毒瘡如大風疾，綠雲散。

以桑葉好者，淨洗過。熟蒸一宿後，日乾爲末，水調二錢匕，服。

《肘後方[20]》治卒得浸淫瘡，轉有汁，多起心[21]，早治之，續[22]身周匝則殺人。

以雞冠血傅之，差。

又方：療大人小兒，卒得月蝕方：

於月望夕取兔屎，及内蝦蟇腹中，合燒爲灰末，以傅瘡上，差。

《集驗方》療月蝕瘡。

虎頭骨二兩，搗碎，同豬脂一升，熬成膏黄，取塗瘡上。

《聖惠方》治反花瘡。

用馬齒莧一斤，燒作灰，細研，豬脂調，傅之。

又方：治諸瘡胬肉如蟺[23]，出數寸。

用硫黄一兩，細研，胬肉上薄塗之，即便縮。

《鬼遺方》治一切瘡肉出。

以烏梅燒爲灰，研末，傅上，惡肉立盡，極妙。

《簡要濟衆方》傅瘡藥。

黄藥子四兩，爲末，以冷水調，傅瘡上，乾即旋傅之。

《兵部手集》治服丹石人有熱瘡，疼不可忍。方：

用紙環圍腫處，中心填硝石令滿，匙抄水淋之。覺其不熱，疼即止。

治頭瘡，及諸熱瘡。

先用醋少許，和水净洗，去痂，再用温水洗，裛乾[24]。百草霜，細研，入膩粉少許，生油調塗，立愈。

治惡瘡。

唐人記其事云：江左嘗有商人，左膊上有瘡如人面，亦無它苦。商人戲滴酒口中，其面亦赤色，以物食之，亦能食，食多則寬，膊内肉脹起；或不食之，則一臂痹。有善醫者，教其歷試諸藥，金石草木之類，悉試之，無苦，至貝母，其瘡乃聚眉閉口。商人喜曰：此藥可治也。因以小筆筒毁其口，灌之，數日成痂，遂愈。然不知何疾也。謹按：《本經》主金瘡，此豈金瘡之類歟？

【校注】

1. 瘑（guō）：瘡。《廣韻》卷二《七歌》："瘑，瘡也。"皮膚疥、疽等瘡。

2. 龔慶宣：當作"龔慶宣"，形近之誤。

3. 惡瘡：本方《外臺秘要》卷三十《瘑瘡方》引《刪繁》主治"瘑瘡多汁"。合本題。當從。

4. 總：聚合；調和。

5. 得所：得宜。

6. 唧：吸吮。此謂該方善引流排膿。

7. 臘：六醴齋本作"蠟"，義長。

8. 肉：當作"内"。道藏本、四庫本、六醴齋本並作"内"。

9. 腰脚：腰腿。

10. 醋泔澱：酸的泔水下的沉積物。

11. 麻：六醴齋本作“摩”，義長。四庫本作“麻油”。

12. 紗：同“妙”。

13. 蟾蜍：同“蟾蜍”，即蛤蟆。

14. 瘙：同“搔”。道藏本作“搔”。

15. 袞：同“滾”。翻轉。

16. 順手：謂順時針方向。

17. 外腎：指睪丸。

18. 潰：四庫本作“漬”，當從。

19. 初虞世：宋代醫家，字和甫，居於靈泉山（今河南襄城），後爲僧人。著有《古今録驗養生必用方》（簡稱《養生必用方》）、《初虞世方》等書。均佚。

20. 肘後方：六醴齋本作“又方急”三字。

21. 多起心：《外臺秘要》卷二十九《侵淫瘡》引作“多起於心”，較長。

22. 續：《外臺秘要》卷二十九《侵淫瘡》引作“繞”。當據改。

23. 螘：同“蟻”。

24. 裛乾：以吸水物吸乾水分。裛，亦作“挹”、“抑”；乾，《濟生方》卷八《丁瘡》同方作“乾後”。

治卒得癩皮毛變黑[1] 方第四十

癩病方

初覺皮膚不仁，或淫淫[2] 苦痒，如蟲行，或眼前見物如垂絲，或瘑癧赤黑。此即急療。

蠻夷酒，佳善。

療白癩

苦參五斤，酒三斗，漬，飲勿絶。并取皮根，末，服，効驗。

又方：艾千莖，濃煑，以汁漬麴作酒，常飲使醺醺[3]。姚同。

姚方：大蝮蛇一枚，切，勿令傷[4]，以酒漬之。大者一斗，小者五升。以糠火溫令□□[5] 取蛇一寸許，以臘月豬膏和，傅瘡，差。

亦療鼠瘻[6] 諸惡瘡

苦參二斤，露蜂房二兩，麴二斤。水三斗，漬藥二宿，去滓。黍米二升，釀熟，稍飲，日三。一方加蝟皮，更佳。

附方

《聖惠方》治大風[7] 癩疾，骨肉疽敗，百節疼酸，眉鬢墮落，身體習習[8] 痒痛。

以馬先蒿，細剉，炒爲末，每空心及晚食前，溫酒調下二錢匕。

又方：治大風疾，令眉鬢再生。

用側栢葉，九蒸九曝，搗羅爲末，煉蜜和，丸如梧桐子大。日三服，夜一服。熟水下五丸，十丸，百日即生。

又方：治大風，頭面髭髮脫落。

以桑柴灰，熱湯淋取汁洗面，以大豆水研取漿，解澤灰[9]，味彌佳。次用熟水[10] 入菉豆，□□□[11] 取净，不過□□[12] 十度，良。三日一沐頭，一日一洗面。

又方：治白癩。

用馬鞭草不限多少，爲末，每服食前，用荆芥薄荷湯，調下一錢匕。

《食療》治癩。

可取白蜜一斤，生薑二斤。搗取汁。先稱銅鐺，令知斤兩，即下蜜於鐺中，消之。又秤知斤兩，下薑汁於蜜中，微火煎令薑汁盡，秤蜜斤兩在即休，藥已成矣。患三十年癩者，平旦服裹許大一丸，一日三服，酒飲任下。忌生冷、醋、滑臭物。功用甚多，活人衆矣，不能一一具之。

《外臺秘要》治惡風疾[13]。

松脂，煉，投冷水中二十次，蜜丸，服二兩，飢即服之，日三。鼻柱斷離者，三百日差。斷鹽及房室。

《抱朴子》云：趙瞿病癩，歷年醫，不差。家乃齎[14]粮棄送於山穴中。瞿自怨不幸，悲歎涕泣。經月，有仙人經穴見之，哀之，具問其詳。瞿知其異人也，叩頭自陳乞命。於是仙人取囊中藥賜之，教其服。百餘日，瘡愈，顏色悅，肌膚潤。仙人再過視之，瞿謝活命之恩，乞遺其方。仙人曰：此是松脂，彼中極多，汝可煉服之。長服，身轉輕，力百倍，登危涉險，終日不困。年百歲，齒不墮，髮不白，夜臥常見有光大如鏡。

《感應神仙傳》云：崔言者，職隸左親騎軍。一旦得疾，雙眼昏，咫尺不辨人物，眉髮自落，鼻梁崩倒，肌膚有瘡如癬，皆謂惡疾[15]，勢不可救。因爲洋州駱谷子歸寨使，遇一道流自谷中出，不言名姓，授其方曰：

皂角刺一二斤，爲灰，蒸久，曬研爲末，食上濃煎大黃湯，調一錢匕。服一旬，鬢髮再生，肌膚悅潤，愈，眼目倍常明。得此方後，却[16]入山不知所之。

《朝野僉載》云：商州有人患大風，家人惡之。山中爲起茅屋，有烏蛇墜酒罌[17]中。病人不知，飲酒漸差，罌底尚有蛇骨，方知其由也。用道謹按：李肇國史補云：李舟之弟患風，或說蛇酒治風，乃求黑蛇，生置甕中，醖以麴糵，數日蛇聲不絕。及熟，香氣酷烈，引滿而飲之。斯須,悉化爲水,唯毛髮存焉。《僉載》之説,恐不可輕用。

【校注】

1. 變黑:按,《諸病源候論》卷二《烏癩候》:"凡癩病,皆是惡風及犯觸忌害所得,初覺皮毛變異,或淫淫苦癢如蟲行。"故"變黑"當作"變異"。

2. 淫淫:遊走性痛癢貌。

3. 醺醺:酣醉貌。

4. 切勿令傷:語義不通。《外臺秘要》卷三十《白癩方》作:"乾者,并頭尾全,勿令欠少。"

5. □□:四庫本作"熟,乃",可從。道藏本作"下尋"二字。《外臺秘要》卷三十《白癩方》作"酒盡"。

6. 鼠瘻:《外臺秘要》卷三十《白癩方》引《集驗方》同方後注:"一云亦療風瘻惡瘡。《肘後》同。"按,後篇爲"鼠瘻"類專篇,據《外臺》,此"鼠瘻"當爲"風瘻"。

7. 大風:指麻風病。下"癩疾"義同。

8. 習習:遊走性痛癢貌。

9. 解澤灰:四庫本作"解釋灰"。

10. 熟水:四庫本作"熱水"。

11. □□□:此處原書有約三字空闕,四庫本存小字"闕"字,六醴齋本作"一斗煮",道藏本作"去皮",人民衛生出版社本校謂"麵濯之",日人校同,依據不詳。似以後者爲是。

12. □□:據上下文,似爲"沐洗"二字。

13. 惡風疾:指麻風病。

14. 齎:同"賷(賫)",帶着。

15. 惡疾:指麻風病。

16. 却:再,又。

17. 罌(ying):古代盛酒或水的瓦器,小口大腹,較大。

治卒得蟲鼠諸瘻方第四十一

（後有瘰癧[1]）

姚云：凡有腫，皆有相主，患者宜檢本方，多發頭[2]兩邊，累累有核。

姚方，鼠瘻[3] 腫核痛，未成膿方

以栢葉傅著腫上，熬鹽著葉上，熨令熱氣下，即消。

《葛氏》卒得鼠瘻，有瘰癧未發瘡而速熱者，速療方

搗烏雞足[4]，若車前草，傅之。

若已有核，膿血出者。

以熱牛屎塗之，日三。

又方：取白鮮皮，煑服一升，當吐鼠子。

又方：取猫狸一物，料理作羹如食法。空心進之，鼠子死出。又，當生吞，其功彌劾。

又方：取鼠（中者）一枚，亂髮如雞子大，以三歲臘月豬脂煎之，令鼠骨肉及髮消盡。半塗之，半酒服，鼠從瘡中出。姚云：秘不傳之法。

《劉涓子》鼠瘻方

以龜殼[5]、甘草（炙）、桂心、雄黃、乾薑、狸骨（炙）。六物，分等，搗，下蜜和，内瘡中，無不差。先灸作瘡，後與藥，良。

又方：柞木皮五升，以酒一斗，合煎，熟出皮。煎汁令得二升，服之盡，有宿肉出，愈。

又，瘻瘡坐[6] 肉膏

楝樹白皮、鼠肉、當歸各二兩，薤白三兩，生地黃五兩。臘月豬脂三升煎，膏成，傅之孔上，令生肉。

《葛氏》若瘡多而孔小，是蟻瘻。方

燒鱔鯉甲，豬膏和傅。

又方：燒蜘蛛二七枚，傅，良。

又，瘻方

煎桃葉、枝作煎，净洗瘡了，内孔中，大驗方。

《葛氏》若著[7]口裏

東行楝根，細剉，水煑，取清汁[8]含之。數吐，勿嚥。

肉瘻[9]方

槐白皮，搗丸，綿裹，内下部中，傅，劾。

鼠瘻方

石南、生地黄、雌黄、茯苓、黄連各二兩。爲散，傅瘡上，日再。

又方：礬石三分（燒），斑猫一分（炙，去頭足）。搗下，用醋和，服半匕。須臾，瘻蟲從小便中出。《刪繁方》。

附方

《肘後方》治風瘻。

露蜂房一枚，炙令黄赤色，爲末。每用一錢，臘月豬脂勻調，傅瘡上。

《千金方》治鼠瘻。

以雞子一枚，米下熬半日，取出黄，熬令黑，先拭瘡上汁，令乾，以藥内瘡孔中，三度，即差。

《千金翼》治蟻瘻。

取鯪鯉[10]甲二七枚，末，豬膏和，傅之。

《聖惠方》治螻蛄瘻。

用槲葉，燒灰，細研，以泔別浸槲葉。取洗瘡，拭之，内少許灰於瘡中。

又方：治一切瘻。

煉成松脂，末，填瘡孔令滿，日三四度用之。

【校注】

1. 後有瘰癧：四字原接標題行下。道藏本、四庫本並爲小字注，據改爲另起。

2. 頭：似當作"頸"。瘰癧常發頸部。

3. 鼠瘻：即瘰癧。類似現代淋巴結核病。

4. 雞足：此藥可疑。藍川慎謂或是旱蓮草別名。

5. 以龜殼：《外臺秘要》卷六十九《九漏》引作"山龜殼"，義長。

6. 坐：四庫本作"生"，與方末"令生肉"義合，可從。

7. 若著：若，《外臺秘要》卷二十三《諸瘻方》作"苦"。著，同"着"，附着。

8. 清汁：《外臺秘要》卷二十三《諸瘻方》、《證類本草·楝實》並作"濃汁"。

9. 肉瘻：《證類本草·槐實》條引作"内瘻"，《諸病源候論》卷三十四有"内瘻候"，當從。

10. 鯪鯉：穿山甲的別稱。

治卒陰腫痛頹[1] 卵方第四十二

《葛氏》男子陰卒腫痛方

灸足大指第二節下横文理正中央，五壯，佳。姚云：足大指本，三壯。

又方：桃核中仁，熬，末，酒服如彈丸。姚云：不過三。

又方：竈中黄土，末，以雞子黄和傅之。蛇床子，末，和雞子黄傅之，亦良。

又方：搗蕪菁根若馬鞭草傅，並良。姚同。

又方：雞翢[2] 六枚（燒），并蛇床子（末）。分等，合服少[3]，隨卵左右傅卵，佳[4]。姚方無蛇床子。

小兒陰疝，發時腫痛

依仙翁前灸法，隨左右灸，差。

隨[5] 痛如刺方

但服生夜干汁取下，亦可服丸藥下之。云作走馬湯，亦在尸注中有[6]。

陰丸卒縮入腹，急痛欲死，名陰疝

狼毒四兩，防風二兩，附子三兩[7]（燒）。蜜丸，服三丸，如桐子大，日夜三度。

陰莖中，卒痛不可忍

雄黃、礬石各二兩，甘草一尺。水五升，煮取二升，漬。姚云：療大如斗者。

《葛氏》男子陰瘡損爛

煮黃蘗洗之，又白蜜塗之。

又方：黃連、黃蘗分等，末之。煮取肥豬肉汁，漬瘡訖，粉之。姚方：蜜煎甘草，末，塗之。比者[8] 見有陰頭腫，項下瘡欲斷者，豬肉汁漬，依姚方，即神効。

陰蝕欲盡者

蝦蟇、兔矢分等，末，敷[9] 瘡上。

陰癢汁出

嚼生大豆黃，塗之。亦療尿灰瘡。

姚療陰癢生瘡

嚼胡麻，塗之。

葛療陰囊下濕癢，皮剝

烏梅十四枚，錢四十文，三指撮鹽，苦酒一升。於銅器內總漬九日，日洗之。又，煮槐皮若黃檗汁及香葉汁，並良。

療人陰生瘡，濃[10]出臼[11]方

高昌白礬一小兩（搗細），麻人等分（研），煉豬脂一合於甆器中，和攪如膏。然後取槐白皮，切，作湯以洗瘡上，拭令乾。即取膏塗上，然後以楸葉帖[12]上，不過三。

又，陰瘡有二種。一者作白[13]膿出，曰陰蝕瘡；二者但亦[14]作瘡，名爲熱瘡。若是熱[15]，即取黃檗一兩，黃芩一兩，切，作湯洗之。仍取黃連、黃檗，作末傅之。

女子陰瘡

末硫黃傅上。姚同。又，燒杏仁，搗，塗之。

又方：末雄黃、礬石各二分，麝香半分。搗，傅。姚同。

若陰中痛

礬石二分（熬），大黃一分，甘草半分。末，綿裹如棗，以導之，取差。

若有息肉突出

以苦酒三升，漬烏喙五枚，三日，以洗之。日夜三四度。

若苦痒，搔之痛悶

取豬肝，炙熱，內陰中，當有蟲著肝。

小兒禿[16]方

取白頭翁根，搗，傅一宿，或作瘡，二十日愈。

灸癩

但灸其上，又灸莖上，又灸白小腹脉上，及灸脚大指三中，灸一壯[17]。又，灸小指頭，隨癩左右著灸。

姚氏方

楊柳枝如足大指大，長三尺，二十枚。水煮令極熱，

以故紙及氈掩腫處。取熱柳枝，更取[18]拄之，如此取得差，止。

又，卵頹

熟搗桃仁，傅之。亦療婦人陰腫，燥即易之。

《小品》牡丹散，療頹偏大氣脹，方

牡丹、防風、桂心、豉(熬)、鐵精分等。合搗下，服方寸匕。小兒一刀圭，二十日愈，大良。嬰兒以乳汁和如大豆與之。

不用藥法，療頹必差方

令病人自把糯米餅子一枚，并皂莢刺一百箇，就百姓間坐社處[19]。先將皂莢刺分合社人、社官，三老[20]已下各付一針，即出餅子示人。從頭至尾，皆言從社官已下，乞針捶[21]。社人問云：捶何物？病人云：捶人魁。周匝[22]總遍訖，針並插盡。即時餅[23]却到家，收掌於一處，餅乾，頹不覺自散，永差，極神効。

附方

《千金方》有人陰冷，漸漸冷氣入陰囊，腫滿恐死，日夜疼悶不得眠。

取生椒，擇之令净，以布帛裹著丸囊[24]，令厚半寸。須臾熱氣大通，日再易之，取消，差。

又，《外臺秘要》方：

煑大薊根汁，服之，立差。

《梅師方》治卒外腎偏腫疼痛。

大黃，末，和醋塗之，乾即易之。

又方：桂心，末，和水調方寸匕，塗之。

又方：治卒外腎偏疼。

皂莢和皮爲末，水調，傅之，良。

《初虞世方》治水癩[25]偏大，上下不定，疼痛。

牡蠣（不限多少，鹽泥固濟，炭三斤，煅[26]令火盡，冷，取二兩），乾薑一兩（炮）。右爲細末，用冷水調。稀稠得所，塗病處，小便利，即愈。

《經驗方》治丈夫本藏氣傷膀胱連小腸等氣。

金鈴子一百箇（温湯浸過，去皮），巴豆二百箇（槌微破），麩二升。同於銅鍋內炒，金鈴子赤熟爲度，放冷，取出，去核爲末，每服三錢，非時，熱酒、醋湯調並得，其麩、巴豆不用也。

《外臺秘要》治膀胱氣急，宜下氣。

蕪黃，搗，和食鹽末，二物等分。以綿裹如棗大，內下部，或下水惡汁，并下氣，佳。

又，治陰下濕。

吳茱萸一升，水三升，煑三沸，去滓，洗，癢差。

又，治陰頭生瘡。

以蜜煎甘草，塗之，差。

《千金方》治丈夫陰頭癰，師所不能治。

烏賊魚骨末，粉傅之，良。

又，《千金翼方》

鼈甲一枚，燒令末，以雞子白和，傅之，良。

【校注】

1. 癩：陰部病。多指男子陰囊腫大偏墜，亦指婦子子宫脱垂及其他陰部疾病。原作俗字“㿗”，據常例與下文例改。又此字後世分化作“癩”。

2. 雞翮（hé）：雞翅羽。

3. 少：《外臺秘要》卷二十六《陰卒腫痛方》引《千金》作“少許”。可從。

4. 傅卵佳：《外臺秘要》卷二十六《陰卒腫痛方》作“取雞羽”。

5. 隨：當作“腫”。《證類本草·射干》引本方謂“治小兒疝發時腫痛如刺”，可證。

6. 亦在尸注中有：走馬湯現載於《救卒客忤死方》中。

7. 防風……三兩：《外臺秘要》卷二十六《陰疝腫縮方》、《醫心方》卷七《治陰卵入腹急痛方》並作“防葵一兩，附子二兩”。

8. 比者：近來。

9. 敦：“勃”的異體字，在此用同“傅”，後世作“敷”。四庫本即作“傅”。

10. 濃：四庫本作“膿”，是。

11. 白：《外臺秘要》卷二十六《陰瘡方》、《普濟方》卷三百一《陰妬蝕瘡方》並作“作白”，可從。《證治準繩》卷一百十一《陰瘡》作“成坎”，義近。並指瘡中膿出盡後的空穴。

12. 帖：用同“貼”。粘貼。

13. 白：《外臺秘要》卷二十六《陰邊粟瘡》作“白”。

14. 亦：《外臺秘要》卷二十六《陰邊粟瘡》引《必效》作“赤”，較是。

15. 熱：《外臺秘要》卷二十六《陰邊粟瘡》引《必效》作“熱瘡”，較是。

16. 小兒禿：據上下文，當作“小兒頹（癲）”。《外臺秘要》卷三十六《小兒疝氣陰癲方》引《小品》作“小兒陰癲”。

17. 又灸……一壯：據文意，“白”字衍；“三”當作“三毛”；“灸一壯”，當作“各一壯”。

18. 更取：《外臺秘要》卷二十六《疝氣及癲方》作“更互”，謂輪替。可從。

19. 坐社處：謂鄉里聚集之處。社，古代的基層行政系統，與今“村”相似。

20. 三老：此指鄉里主事的官員。

21. 捶：諸本同，《普濟方》卷三百二十六《下部諸疾》引作"搖"，義皆不合。據文意當作"插"，下文正有"針並插盡"之語。

22. 周匝：環周。此指所有人。

23. 即時餅：四庫本作"即持餅"。可從。

24. 丸囊：此指陰囊。

25. 癩："癩"的後起分化字。參見本篇注1。

26. 煨：當作"煅"。

治目赤痛暗昧刺諸病方第四十三

華他[1] 禁方

令病人自用手兩指，擘[2] 所患眼，垂空呪之曰：疋疋[3]，屋舍狹窄，不容宿客。即出也。

傷寒方末，亦有眼方。

姚方，目中冷淚出，眥赤痒，乳汁煎方

黃連三分，蕤仁二分，乾薑四分。以乳汁一升，漬一宿，微火煎取三合，去滓。取米大，傅眥。

睛爲所傷損破方

牛旋[4]，日二點，避風。黑睛破，亦差。

附方

《范注方》主目中淚出，不得開，即刺痛方：

以鹽如大豆許，內目中習習[5]，去鹽，以冷水數洗目，差。

《博濟方》治風毒上攻，眼腫痒澀，痛不可忍者，或上下瞼[6] 眥赤爛，浮臀[7] 瘀肉侵睛，神効驅風散。

五倍子一兩，蔓荊子一兩半，同杵，末，每服二錢，水二盞，銅石器內煎及一盞，澄滓。熱淋洗，留滓二服，又依前煎淋洗。大能明眼目，去澀痒。

《簡要濟眾》治肝虛，目睛疼，冷淚不止，筋脉痛，及眼羞明怕日，補肝散。

夏枯草半兩，香附子一兩。共爲末，每服一錢，臘茶[8]調下，無時。

《聖惠方》治眼痒急，赤澀，用犬膽汁注目中。

又方：治風赤眼。

以地龍十條，炙乾爲末，夜臥以冷茶調下，二錢匕。

又方：治傷寒熱，毒氣攻眼，生白醫。

用烏賊魚骨二兩，不用大皮[9]，杵末，入龍腦少許，更研令細，日三四度，取少許點之。

又方：治久患內障眼。

車前子、乾地黃、麥門冬等分。爲末，蜜丸，如梧桐子大，服屢効。

治目方用黃連多矣。而羊肝丸尤奇異。

取黃連（末）一大兩，白羊子肝一具（去膜）。同於砂盆內研，令極細，衆手撚[10]爲丸，如梧桐子。每食以煖漿水吞二七枚，連作五劑，差。但是諸眼目疾及障翳、青盲，皆主之。禁食豬肉及冷水。劉禹錫云：有崔承元者，因官治一死罪囚出活之。因後數年，以病自致死。一旦，崔爲內障所苦，喪明，逾年後，半夜歎息。獨坐時，聞階除[11]間悉窣[12]之聲。崔問爲誰，曰：是昔所蒙活者囚，今故報恩至此。遂以此方告訖而没。崔依此合服，不數月眼復明，因傳此方於世。

又方：今醫家洗眼湯。

以當歸、芍藥、黃連等分，停細，以雪水，或甜水，煎濃汁，乘熱洗，冷即再溫洗，甚益眼目。但是風毒、赤目、花瞖等，皆可用之。其説云：凡眼目之病，皆以血脈凝滯使然，故以行血藥，合黃連治之。血得熱即行，故乘熱洗之。用者無不神効。

又方：治雀目不計時月。

用蒼术二兩，搗羅為散，每服一錢，不計時候。以好羊子肝一箇，用竹刀子批破，糝[13]藥在内，麻繩纏定，以粟米泔一大盞，煑熟為度。患人先薰眼，藥氣絶，即喫之。《簡要濟眾》治小兒雀目。

《梅師方》治目暗，黃昏不見物者。

以青羊肝，切，淡醋食之，煮亦佳。

又方：治眼睛無故突一二寸者。

以新汲水灌漬睛[14]中，數易水，睛自入。

崔元亮《海上方》著此三名，一名西國草，一名畢楞伽，一名覆盆子。治眼暗不見物，冷淚浸淫不止，及青盲、天行目暗等。

取西國草，日暴乾，搗令極爛，薄綿裹之。以飲男乳汁[15]中浸如人行八九里久，用點目中，即仰臥。不過三四日，視物如少年。禁酒油麵。

《千金方》點小兒黑花眼瞖澀痛。

用貝齒[16]一兩，燒作灰，研如麵，入少龍腦，點之，妙。

又方：常服明目洞視。

胡麻一石，蒸之三十遍，末，酒服，每日一升。

又方：古方明目黑髮。

槐子，於牛膽中漬，陰乾，百日。食後吞一枚，十日身輕，三十日白髮黑，百日内通神。

《孫真人食忌》主眼有翳。

取芒消一大兩，置銅器中，急火上煉之。放冷後，以生絹細羅[17]，點眼角中，每夜欲臥時一度點，妙。

《經驗方》退翳明目白龍散。

馬牙消光浄者，用厚紙裹，令按實。安在懷內著肉處，養一百二十日，取出，研如粉，入少龍腦，同研細。不計年歲深遠，眼內生翳膜，漸漸昏暗，遠視不明，但瞳人不破散，並醫得。每點用藥末兩米許，點目中。

又方：治內外障眼。

蒼朮四兩（米泔浸七日，逐日換水後，刮去黑皮，細切，入青鹽一兩，同炒。黃色爲度，去鹽不用），木賊二兩（以童子小便浸一宿，水淘，焙乾）。同搗爲末，每日不計時候。但飲食蔬菜內調下一錢匕，服甚驗。

《經驗後方》治虛勞眼暗。

採三月蔓菁花，陰乾，爲末。以井花水，每空心調下二錢匕。久服長生，可讀夜書。

《外臺秘要》主目翳及努肉[18]。

用礬石最白者，內[19]一黍米大於翳上及努肉上，即冷淚出，綿拭之。令惡汁盡，其疾日日減，翳自消薄，便差。礬石須真白好者，方可使用。

又，補肝散，治三十年失明。

蒺藜子，七月七日收，陰乾，搗散，食後，水服方寸匕。

又，療盲。

豬膽一枚，微火上煎之。可丸如黍米大，內眼中，食頃，良。

又方：治翳如重者。

取豬膽白皮，曝乾，合作小繩子如麄[20]釵股大小，燒作灰，待冷，便以灰點翳上，不過三五度，即差。

又方：輕身，益氣，明目。

蕪菁子一升，水九升，煮令汁盡，日乾。如此三度，搗末，水服方寸匕，日三。

《斗門方》治火眼。

用艾燒令煙起，以椀蓋之，候煙上椀成煤，取下，用溫水調化，洗火眼，即差。更入黃連，甚妙。

《廣利方》治眼築損，努肉出。

生杏仁七枚，去皮，細嚼，吐於掌中，及熱，以綿裹筋頭[21]，將點努肉上，不過四五度，差。

《藥性論》云：

空心用鹽揩齒，少時吐水[22]中，洗眼，夜見小字，良。

顧含養嫂失明，含嘗藥視膳，不冠不食。嫂目疾，須用蚺蛇膽，含計盡求不得。有一童子，以一合授含，含開乃蚺蛇膽也。童子出門，化爲青鳥而去，嫂目遂差。

【校注】

1. 華他：即“華佗”。四庫本、六醴齋本並作“華佗”。

2. 擘：同“掰”。分開。

3. 疋疋：同“吓吓”、“啡啡”，唾聲。念咒語前常附有的語氣詞。疋，“匹”的異體字。

4. 旋：尿。《本草綱目·牛》、《普濟方》卷八十二《外物傷目》並作“涎”。

5. 習習：痛癢貌。

6. 臉：當作“瞼”。形近之誤。

7. 瞖：同“翳”，特指眼中障翳。

222

8. 臑茶：茶的一種。"臑"同"臘"。臘，此指早春。以其汁泛乳色，與溶蠟相似，故"臑茶"也稱蠟茶。

9. 大皮：六醴齋本作"肉皮"，義長。

10. 撚：同"捻"，亦同"捏"。搓捏藥丸。

11. 階除：臺階。

12. 悉窣：即"窸窣"。形容輕微細碎之聲。

13. 糝：雜和。引申指布撒。

14. 睛：六醴齋本作"眼"，義勝。目珠爲睛，目眶之內爲眼。

15. 男乳汁：指餵養男兒的母乳。

16. 具齒：四庫本作"貝齒"。是。

17. 羅：細篩的一種。此指用羅篩東西。

18. 努肉：當作"胬肉"，眼病名，即翼狀胬肉。通稱"胬肉攀睛"，指赤肉由眥角漸向白睛乃至黑睛生長的病證。

19. 內：同"納"。放置。

20. 麄："粗"的異體。

21. 裹筋頭：《醫心方》卷五《治耳聾方》作"纏筋頭"，當從。

22. 水：六醴齋本作"手"，可參。

治卒耳聾諸病方第四十七[1]

《葛氏》耳卒聾

取鼠膽，內耳內，不過三，愈。有人云：側臥瀝一膽盡。須臾，膽汁從下邊出，初出益[2]聾，半日頃，乃差。治三十年老聾。

又方：巴豆十四枚（搗），鵝脂半兩，火鎔，內巴豆，和取如小豆，綿裹內耳中，差。日一易。姚云：差三十年聾。

若卒得風，覺耳中怳怳[3]者

急取鹽七升，甑蒸使熱，以耳枕鹽上，冷復易。亦療

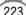

耳卒疼痛，蒸熨。

又方：栝蔞根，削令可入耳，以臈[4]月豬脂煎三沸出，塞耳，每日作，三七日，即愈。

姚氏，耳痛有汁出方

熬杏仁，令赤黑，搗如膏，以綿裹塞耳，日三易，三日即愈。

聤耳[5]，耳中痛，膿血出。方

月下灰，吹滿耳，令深入，無苦，即自出。

耳聾，菖蒲根丸

菖蒲根一寸、巴豆一粒（去皮、心）。二物合搗，篩，分作七丸，綿裹，臥即塞。夜易之，十日立愈。黃汁立差。

耳中膿血出方

細附子末，以蔥涕和灌耳中，良。單蔥涕亦佳，側耳令入耳。

耳中常鳴方

生地黃，切，以塞耳，日十數易。

《小品》療聤耳，出膿汁。散方

礬石二兩（燒），黃連一兩，烏賊魚骨一兩。三物，爲散。即如棗核大，綿裹塞耳，日再易，更加龍骨。

耳聾巴豆丸

巴豆一枚（去心、皮），斑猫一枚（去翅足）。二物，合搗篩，綿裹塞耳中，再易，甚驗。云：此來所用，則良。

又方：磁石、菖蒲、通草、薰陸香、杏仁、蓖麻、松脂，搗篩爲末，分等。蠟[6]及鵝脂和，硬和爲丸[7]，稍長，用釵子穿心爲孔。先去耳塞，然後內於藥，日再。初著痒，及作聲。月餘，總差。殿中侯監効。

耳卒痛

蒸鹽熨之。

痛不可忍，求死者

菖蒲、附子各一分，末，和烏麻油，煉，點耳中，則立止。

聤[8] 耳，膿血出

車轄脂[9]，塞耳中，膿血出盡，愈。

附方

《肘後方》療耳卒腫，出膿水。方：

礬石，燒，末，以筆管吹耳內，日三四度，或以綿裹塞耳中，立差。

《經驗方》治底耳[10]。方：

用桑螵蛸一箇，慢火炙，及八分熟，存性，細研，入麝香一字[11]，爲末，糝在耳內。每用半字，如神効。如有膿，先用綿包子撚[12]去，次後糝藥末入耳內。

又方：治耳卒聾。

巴豆一粒，蠟裹針刺，令通透，用塞耳中。

《梅師方》治耳久聾。

松脂三兩（煉），巴豆一兩。相和，熟搗可丸，通過[13]，以薄綿裹，內耳孔中塞之，日一度易。

《聖惠方》治腎氣虛損，耳聾。

用鹿腎一對，去脂膜，切，於豉汁中入粳米二合，和煑粥，入五味之法調和，空腹令[14]之，作羹及酒並得。

《杜壬方》治耳聾，因腎虛所致，十年內一服愈。

蝎至小者四十九枚，生薑如蝎大四十九片，二物銅器內炒，至生薑乾爲度。爲末，都作一服，初夜溫酒下，至二更盡，盡量飮酒，至醉不妨。次日耳中如笙簧[15]，即劾。

《勝金方》治耳聾，立劾。

以乾地龍，入鹽，貯在葱尾[16]內，爲水，點之。

《千金方》治耳聾。

以雄黃、硫黃等分，爲末，綿裹，塞耳中。

又方：酒三升，漬牡荊子一升，碎之，浸七日，去滓。任性服盡，三十年聾，差。

又方：以醇酢，微火煎附子，削令尖，塞耳，劾。

《外臺秘要》治聾。

芥子搗碎，以人乳調和，綿裹，塞耳，差。

《楊氏產乳方》療耳鳴，無晝夜。

烏頭（燒作灰）、菖蒲等分，爲末，綿裹，塞耳中，日再用，劾。

【校注】

1. 第四十七：以上闕第四十四至第四十六諸篇標題與正文。

2. 益：更。

3. 怳怳：同“恍恍”，朦朧不清貌。

4. 膓：同“膿”。

5. 聤耳：中醫病症名。因外感風熱、污水灌耳所致的耳道流膿、聽力障礙之證。

6. 蠣：同“蠣”。

7. 硬和爲丸：猶言“和爲硬丸”。

8. 聤：原書左側壞字，據文義補正。

9. 車轄脂：車軸卡鍵上的油脂。轄，車軸兩頭的金屬鍵，用以卡住車輪，不使脫落。

10. 底耳：同"聤耳"。

11. 一字：古人以銅錢抄取散藥，錢面抄滿藥不滑脱爲一錢匕，取其四分之一爲一字。後文之"半字"則是再取半。

12. 撚：同"捻"，謂沾取（膿液）。

13. 通過：謂在藥丸上扎透孔。

14. 令：六醴齋本作"食"，義長。《壽親養老新書》卷一《食治耳聾耳鳴諸方》、《普濟方》卷五十三《耳聾諸疾》並同。

15. 笙簧：指笙樂之聲。

16. 葱尾：指葱的綠色管狀部分。

治耳爲百蟲雜物所入方第四十八

《葛氏》百蟲入耳

以好酒灌之，起行自出。

又方：閇[1] 氣，令人以蘆[2] 吹一耳。

又方：以桃葉塞兩耳，立出。

蜈蚣入耳

以樹葉[3]，裹鹽灰令熱，以掩耳，冷復易，立出。

蚰蜒入耳

熬胡麻，以[4] 葛囊貯，枕之。蟲聞香則自出。

蟻入耳

炙豬脂、香物，安耳孔邊，即自出。

《神効方》蚰蜒入耳

以牛酪，灌滿耳，蚰蜒即出，出當半銷。若入腹中，空腹食好酪一二升，即化爲黃水而出。不盡，更作服。手用神驗無比，此方是近得。

又方：小鷄一隻，去毛足，以油煎令黃，筯穿作孔，枕之。

又方：取蚯蚓，內葱葉中，並化爲水，滴入耳中，蚰蜒亦化爲水矣。

附方

《勝金方》主百蟲入耳不出。

以鷄冠血，滴入耳內，即出。

又，《千金方》搗韭汁，灌耳中，差。

又方：治耳中有物，不可出。

以麻繩剪令頭散，傅好膠，著耳中物上粘之，令相著，徐徐引之，令出。

又，《梅師方》取車釭脂，塗耳孔中，自出。

《續十全方》治蟲入耳。

秦椒末一錢，醋半盞浸良久，少少灌耳，蟲自出。

《外臺秘要》：《肘後》治蟻入耳。

燒鯪鯉甲，末，以水調，灌之，即出。

劉禹錫《傳信方》治蚰蜒入耳。

以麻油作煎餅枕臥，須臾，蚰蜒自出而差。李元淳尚書在河陽日，蚰蜒入耳，無計可爲。半月後，腦中洪洪有聲，腦悶不可徹，至以頭自擊門柱，奏疾狀危極。因發御藥以療之，無差者。爲受苦不念生存，忽有人獻此方，乃愈。

《兵部手集》治蚰蜒入耳。

小蒜汁，理一切蟲入耳，皆同。

錢相公《篋中方》治百節蚰蜒并蟻入耳。

以苦醋注之，起行，即出。

《聖惠方》治飛蛾入耳。

醬汁灌入耳，即出。又，擊銅器於耳傍。

《經驗方》治水入耳。

以薄荷汁點，立効。

【校注】

1. 閟："閉"的異體字。

2. 蘆：《醫心方》卷五《治百蟲入耳方》作"蘆管"。義長。

3. 樹葉：《醫心方》卷五《治吴公入耳方》作"椒葉"，《普濟方》卷五十四《百蟲入耳》引作"桑葉"，《外臺秘要》卷二十二《蜈蚣入耳方》作"木葉"。

4. 以：《外臺秘要》卷二十二《蚰蜒入耳方》作"搗以"。

治卒食噎[1] 不下方第四十九

《葛氏方》取少蜜含之，即立下

又方：取老牛涎沫，如棗核大，置水中，飲之。終身不復患噎也。

附方

《外臺秘要》治噎。

羚羊角屑一物，多少自在，末之，飲服方寸匕。亦可以角摩噎上，良。

《食醫心鏡》治卒食噎。

以陳皮一兩，湯浸去穰，焙，爲末。以水一大盞，煎取半盞，熱服。

《聖惠方》治膈氣，咽喉噎塞，飲食不下。

用碓[2] 觜[3] 上細糠，蜜丸，彈子大，非時含一丸，嚥津。

《廣五行記》云：永徽中，絳[4] 州僧，病噎不下食，告弟子：吾死之後，便可開吾胃喉，視有何物。言終而卒。弟子依言而開視胃中，得一物，形似魚，而有兩頭，遍體是肉鱗，弟子置器中，跳躍不止，戲以諸味，皆隨化盡。時夏中，藍⁵ 多作澱⁶，有一僧以澱置器中，此蟲遂遶⁷ 器中走，須臾化爲水。

【校注】

1. 噎：咽喉堵塞之疾。

2. 碓(duì)：古代舂米時在石臼中錘擊稻料去掉稻殼的錘杵。

3. 觜：同"嘴"。此指碓錘的錘頭部。

4. 絳：當作"絳"。絳州，今山西省新絳縣。

5. 藍：蓼科草本植物。可加工成靛青作染料。《說文》："藍，染青草也。"

6. 澱：此指沉澱物。

7. 遶："繞"的異體字。

治卒諸雜物鯁不下方第五十

食諸魚骨鯁¹

以魚骨於頭上，立即愈下²。云³：磬欬⁴ 即出。

又方：小嚼薤白，令柔。以繩擊⁵ 中，持繩端，吞薤到鯁處，引之，鯁當隨出。

療骨鯁

仍⁶ 取所餘者骨，左右手反覆擲背後，立出。

雜物鯁方

解衣帶，目窺下部，不下即出。

又方：好蜜，以匕抄，稍稍咽之，令下。

魚骨鯁在喉中，衆法不能去者，方

取飴糖，丸如雞子黃大，吞之。不去，又吞，以漸大作丸，用得効。

附方

《斗門方》治骨鯁。

用鹿角爲末，含津嚥下，妙。

《外臺秘要》療鯁。

取虎骨爲末，水服方寸匕。

又方：螻蛄腦一物，吞。亦治刺不出，傅之，刺即出。

又方：口稱鸕鷀，則下。

又，《古今録驗》療魚鯁骨横喉中，六七日不出。

取鯉魚鱗皮，合燒作屑，以水服之則出，未出，更服。

《勝金方》治小兒大人一切骨鯁，或竹木籖刺喉中不下。方：

於臘月中，取鱖魚膽，懸北簷下，令乾。每魚鯁，即取一皂子許，以酒煎化，温温呷。若得逆，便吐，骨即隨頑涎出。若未吐，更喫温酒。但以吐爲妙。酒即隨性量力也。若未出，更煎一塊子[7]，無不出者。此藥但是鯁物在藏腑中，日久痛，黄瘦甚者，服之皆出。若卒求鱖魚不得，蠡魚、鯇魚、鯽魚俱可。臘月收之，甚佳。

孟詵云：人患卒瘂[8]。

取杏仁三分（去皮尖，熬，別杵），桂一分，和如泥，取李核，用綿裹含，細細嚥之。日五夜三。

【校注】

1. 鯁：魚骨或雜骨、雜物卡於喉部之疾。

2. 以魚……愈下：《外臺秘要》卷八《諸骨哽方》作"以魚骨插於頭上，則立下"。義長。

3. 云：《外臺秘要》卷八《諸骨哽方》作"陶云"。

4. 謦（qǐng）欬：欬嗽。《説文》："謦，欬也。"

5. 擊：據文義，當作"繫"。《外臺秘要》卷八《諸骨哽方》引張文仲同方正作"繫"。

6. 仍：再；又。按《外臺秘要》卷八《諸骨哽方》此上多一條："白雄雞左右翮大毛各一枚，燒末，水服一刀圭也"。據此"仍"字，本方之上當據補該條。

7. 一塊子：似當作"一皂子許"。

8. 瘂：同"啞"。不能發音之疾。

治卒誤吞諸物及患[1]方第五十一

《葛氏》誤吞釵方

取薤曝令萎，煮使熟，勿切，食一大束，釵即隨出。生麥菜若節縷[2]，皆可用。

誤吞釘及箭、金針、錢鐵等物，方

多食肥羊脂、諸般肥肉等，自裹之，必得出。

吞諸珠璫[3] 鐵而鯁，方

燒弩銅[4] 令赤，內水中，飲其汁，立愈。

誤吞錢

燒火炭末，服方寸匕，即出。《小品》同。

又方：服蜜三升，即出。

姚氏，食中吞髮，繞喉不出方

取梳頭髮，燒作灰，服一錢匕。

吞鐶[5] 若指彄[6]

燒鵝羽數枚，末，飲之。

吞錢

膡月米餳[7]，頓服半升。

又方：濃煎艾汁，服，効。

附方

《聖惠方》治誤吞銀鐶子、釵子。

以水銀半兩服之,再服,即出。

又方:治小兒誤吞針。

用礠石如棗核大,磨令光,鑽作竅,絲穿,令含,針自出。

又方:治小兒誤吞銅鐵物,在咽喉內不下。

用南燭根,燒,細研,熟水調一錢,下之。

鐵相公《篋中方》療誤吞錢。

以礠石棗許大一塊,含之,立出。

又方:取艾蒿一把,細剉,用水五升,煎取一升,頓服,便下。

又,《外臺秘要》

取飴糖一斤,漸漸盡食之,鐶及釵便出。

又,《楊氏産乳》

菓耳頭一把,以水一升,浸水中十餘度,飲水,愈。

《孫用和方》治誤吞金銀或錢,在腹內不下。方:

石灰一杏核大,硫黄一皂子大,同研爲末,酒調下,不計時候。

姚氏方治食中誤吞髮,繞喉不出。

取己頭亂髮,燒作灰,服一錢匕,水調。

陳藏器云:

故鋸無毒,主誤吞竹木入喉咽,出入不得者。燒令赤,漬酒中,及熱飲,並得。

【校注】

1. 患:文義未足。此下似有脫文。

2. 節縷：《外臺秘要》卷八《雜誤吞物方》作"蘽縷"，較是。《醫心方》卷二十九《治誤吞鐶釵方》作"蘿薊縷"。

3. 璫：耳飾。多爲玉制。

4. 弩銅：《外臺秘要》卷八《雜誤吞物方》作"弩銅牙"。可從。

5. 鐶："環"的異體字。

6. 指彄(kōu)：指環。

7. 餳(táng)：飴糖。

治面皰髮禿身臭心惛鄙醜方第五十二

《葛氏》療年少氣充，面生皰[1]瘡

胡粉、水銀，臘月豬脂和，熟研，令水銀消散，向暝以粉面，曉拭去。勿水洗，至暝又塗之。三度，即差。姚方同。

又方：塗麋脂，即差。

又方：三歲苦酒，漬雞子三宿，軟，取白，以塗上。

《隱居効方》皰瘡方

黃連、牡蠣各二兩。二物，搗篩，和水作泥，封瘡上，濃汁粉之，神驗。

冬葵散

冬葵子、栢子仁、茯苓、瓜瓣各一兩。四物，爲散，食後服方寸匕，日三，酒下之。

療面及鼻酒皶[2]方

真珠、胡粉、水銀分等，豬脂和塗。又，鸕鷀矢和臘月豬脂塗，亦大驗，神効。

面多皯䵟[3]，或似雀卵色者

苦酒煮术，常以拭面，稍稍自去。

又方：新生雞子一枚，穿去其黃，以朱[4]末一兩內中，漆固（別方云：蠟塞以雞伏著），例[5]出取塗面，立去而白。

又，別方出西王母枕中，陳朝張貴妃常用膏方：雞子一枚，丹砂二兩，末之。仍云安白雞腹下伏之，餘同。雞子令面皮急而光滑，丹砂發紅色。不過五度傅面，面白如玉，光潤照人，大佳。

卒[6] 病餘，面如米粉傅者

熬礬石，酒和塗之。姚云：不過三度。

又方：白歛二分，杏人半分，雞矢白一分。搗下，以蜜和之。雜水以拭面，良。

療人頭面患癧瘍[7] 方

雄黃、硫黃、礬石，末，豬脂和，塗之。

又方：取生樹木孔中蚛汁拭之。末桂，和傅上，日再三。

又方：蛇蛻皮，熟以磨之，數百度，令熱，乃棄草中，勿顧。

療人面體黎黑[8]，膚色鹿[9] 陋，皮厚狀醜

細搗羖羊脛骨，雞子白和傅面，乾，以白梁米泔汁洗之。三日如素，神効。

又方：蕪菁子二兩，杏仁一兩（並搗破），栝蔞（去子囊[10]），豬胰五具。淳酒和，夜傅之。寒月以爲手面膏。別方云：老者少，黑者白。亦可加土苽根一兩，大棗七枚，自[11]漸白悅。姚方：豬胰五具，神驗。

《隱居効驗方》面黑令白，去黶方

烏賊魚骨、細辛、栝蔞、乾薑、椒各二兩。五物，切，

以苦酒漬三日，以成鍊牛髓二斤煎之，苦酒氣盡藥成，以粉面，醜人特異鮮好，神妙方。

又，令面白如玉色方

羊脂、狗脂各一升，白芷半升，甘草一尺，半夏半兩，烏喙十四枚。合煎，以白器成[12]，塗面，二十日即變。兄弟不相識，何況餘人乎？

《傳効方》療化面方

真珠屑、光明砂（並別熟研）、冬芷陳人[13]各二兩（亦研），水銀四兩。以四五重帛練袋子貯之。銅鐺中醋漿微火煮之，一宿一日，堪用。取水銀和面脂，熟研使消，乃合珠屑、砂，并芷子末，更合調，然後傅面。

又，療人面無光潤，黑黣及皺，常傅面脂。方

細辛、萎蕤、黃耆、薯蕷、白附子、辛夷、芎藭、白芷各一兩，栝蔞、木蘭皮各一分，成鍊豬脂二升。十一物，切之，以綿裹，用少酒漬之一宿，內豬脂煎之，七上七下。別出一片白芷，內煎，候白芷黃色成，去滓，絞，用汁以傅面。千金不傳。此膏亦療金瘡，并吐血。

療人黣，令人面皮薄如蕣華[14]。方

鹿角尖（取實白處，於平石上以[15]磨之，稍濃取一大合），乾薑一大兩。搗，密絹篩，和鹿角汁，攪使調勻。每夜先以煖漿水洗面，軟帛拭之，以白蜜塗面，以手拍，使蜜盡，手指不粘爲盡，然後塗藥，平旦還以暖漿水洗。二三七日，顏色驚人。塗藥不見風日，慎之。

又，面上暴生黣方

生杏仁，去皮，搗，以雞子白和如煎餅麵，入夜洗面，乾，塗之，旦以水洗之，立愈。姚方云：經宿拭去。

面上皯皰子[16]、化面並療，仍得光潤皮急。方

土苽根，搗篩，以漿水和，令調勻，入夜漿水以洗面，塗藥。旦復洗之，百日光華射人，夫妻不相識。

《葛氏》服藥取白。方

取三樹桃花，陰乾，末之。食前服方寸匕，日三。姚云：并細腰身。

又方：白苽子中仁五分，白楊皮二分，桃花四分。搗，末，食後服方寸匕，日三。欲白，加苽子；欲赤，加桃花。三十日面白，五十日手足俱白。又一方，有橘皮三分，無楊皮。

又方：女苑三分，鉛丹一分。末，以醋漿服一刀圭，日三服。十日大便黑，十八十九日如漆，二十一日全白，便止，過此太白。其年過三十，難復療。服藥忌五辛。

又方：朱丹五兩，桃花三兩（末）。井朝水[17]服方寸匕，日三服。十日知，二十日太白，小便當出黑汁。

又方：白松脂十分，乾地黃九分，乾漆五分（熬），附子一分（炮），桂心二分。搗下篩，蜜丸，服十丸，日三。諸蟲悉出，便肥白。

又方：乾薑、桂、甘草分等。末之，且以生雞子一枚，內一升酒中攪，溫，以服方寸匕。十日知，一月白光潤。

又方：去黑

羊膽、豬胰、細辛等分。煎三沸，塗面，咽[18]，旦醋漿洗之。

又方：茯苓、白石脂分等。蜜和，塗之，日三度。

服一種藥，一月即得肥白。方

大豆黃炒，舂如作醬滓。取純黃一大升，搗篩，煉豬

脂和令熟，丸。酒服二十丸，日再，漸加至三四十丸。服盡五升，不出一月，即大能食，肥白，試用之。

療人鬚鬢禿落不生長。方

麻子人三升，秦椒二合，置泔汁中一宿，去滓，日一沐，一月長二尺也。

又方：蔓荆子三分，附子二枚（碎）。酒七升，合和器中。封二七日，澤沐，十日長一尺。勿近面上，恐有毛生。

又方：桑白皮，剉三二升，以水淹，煑五六沸，去滓。以洗鬚鬢，數數為之，即自不落。

又方：麻子人三升，白桐葉一把，米泔煑五六沸，去滓。以洗之，數之則長。

又方：東行桑根長三尺，中央當甑飯上蒸之，承取兩頭汁，以塗鬚鬢，則立愈。

療鬚鬢黃方

燒梧桐灰，乳汁和，以塗膚及鬚鬢，佳。

染髮鬚，白令黑方

醋漿煑豆漆[19]之，黑如漆色。

又方：先洗鬚髮令净，取石灰、胡粉分等，漿和温，夕臥塗訖。用油衣包裹，明日洗去，便黑，大佳。

又，拔白毛，令黑毛生方

拔去白毛，以好白蜜任[20]孔中，即生黑毛。眉中無毛，亦針挑傷傅蜜，亦毛生。比見諸人水取石子[21]，研丁香汁，拔訖，急手傅孔中，亦即生黑毛，此法大神驗。

若頭風白屑，撿風條中方、脂澤等方，在此篇末。

姚方，療黶

白蜜和茯苓，塗上。滿七日，即愈。

又,療面胡[22]粉刺方

搗生菟絲,絞取汁,塗之。不過三五上。

又,黑面方

牡羊膽、牛膽,淳酒三升,合煮三沸,以塗面,良。

面上惡瘡方

黃連、黃檗、胡粉各五兩。下篩,以粉面上瘡。瘡方並出本條中,患[23]宜檢用之。

《葛氏》療身體及腋下狐臭。方

正旦以小便洗腋下,即不臭。姚云:大神驗。

又方:燒好礬石,作末,絹囊貯。常以粉腋下。又,用馬齒礬石,燒令汁盡,粉之,即差。

又方:青木香二兩,附子一兩,石灰一兩[24]。細末,著粉腋中。汁[25]出,即粉之。姚方:有礬石半兩,燒。

又方:炊飯及熱丸,以拭腋下臭。仍與犬食之,七日一[26]如此,即差。

又方:煮兩雞子熟,去殼皮。各內腋下,冷,棄三路口,勿反顧,三爲之,良。

姚方:取牛脂、胡粉,合椒以塗腋下,一宿即愈。可三兩度作之,則永差。

又,兩腋下及手足掌、陰下股裏,常汗濕致臲。方

乾枸杞根、干畜根[27]、甘草半兩[28],干章陸、胡粉、滑石各一兩。六物,以苦酒和,塗腋下,當汁出,易衣更塗,不過三傅,便愈。或更發,復塗之。不可多傅,傷人腋,餘處亦塗之。

若股內陰下,常濕且臲,或作瘡者,方

但以胡粉一分,粉之,即差。常用驗方。

《隱居効方》療胡臭

雞舌、藿香、青木香、胡粉各二兩。爲散，内腋下，綿裹之，常作，差。

令人香方

白芷、薰草、杜若、杜蘅、藁本分等。蜜丸爲丸，但旦服三丸，暮服四丸。二十日足下悉香，云[29]大神驗。

又方：瓜子、芎藭、藁本、當歸、杜蘅、細辛各二分，白芷、桂各五分。搗下，食後服方寸匕，日三服。五日，口香。一十日，肉中皆香。神良。

《小品》又方

甘草、松樹根及皮、大棗、甜瓜子。四物，分等，末，服方寸匕，日三。二十日覺効，五十日身體並香，百日衣服床幃皆香。姚同。

療人心孔惛塞，多忘喜誤

七月七日，取蜘蛛網着領中，勿令人知，則永不忘也。姚方同。

又方：丁酉日，密自至市買遠志，著巾角中還，末服之，勿令人知。姚同。

又方：丙午日，取鼈甲著衣帶上，良。

又方：取牛、馬、豬、雞心，干之，末，向日酒服方寸匕，日三。問一知十。

孔子大聖智枕中方，已出在第九卷。姚同。

又方：茯苓、茯神、人參五分，遠志七分，菖蒲二分。末，服方寸匕，日三夜一服。

又方：章陸花，陰干一百日，搗末，暮水服方寸匕。暮臥思念所欲知事，即於眠中醒悟。

又方：上黨人參半斤，七月七日麻敦[30]一升，合搗，蒸使氣盡遍，服一刀圭，暮臥，逆知[31]未然之事。

療人嗜眠喜睡方

馬頭骨，燒作灰，末，服方寸匕，日三夜一。

又方：父鼠目一枚，燒作屑，魚膏和，注目外眥，則不肯眠。兼取兩目絳囊裏帶。

又方：麻黃、术各五分，甘草三分。日中南搗，末，服一方寸匕，日三。姚方[32]，人不忘。

菖蒲三分，茯苓五分，伏神、人參各五分，遠志七分。末，服方寸匕，日三夜一，五日則知，神良。

《傳用方》頭不光澤，臘澤飾髮。方

青木香、白芷、零陵香、甘松香、澤蘭各一分。用綿裹，酒漬再宿，內油裏煎再宿，加臘澤斟量硬軟，即火急煎。著少許胡粉、煙脂訖，又緩火煎令粘極，去滓，作梃[33]，以飾髮，神良。

作香澤塗髮方

依臘澤藥，內漬油裏煎。即用塗髮，亦綿裹，煎之。

作手脂法

豬胰一具，白芷、桃人（碎）各一兩，辛夷各二分[34]，冬苽人二分，細辛半分，黃苽、栝蔞人各三分。以油一大升，煑白芷等二三沸，去滓。按豬胰取盡，乃內冬苽[35]、桃人，末，合和之，膏成，以塗手掌，即光。

藋豆香藻法

藋豆一升，白附、芎藭、白芍藥、水栝蔞、當陸、桃人、冬苽人各二兩。搗篩，和合。先用水洗手面，然後傅藥粉飾之也。

六味薰衣香方

沉香一片，麝香一兩，蘇合香[36]（蜜塗微火炙，少令變色），白膠香一兩，搗沉香（令破如大豆粒），丁香一兩（亦別搗，令作三兩段）。搗餘香訖，蜜和爲炷，燒之。若薰衣，著半兩許。又，藿香一兩，佳。

《葛氏》既有膏傅面染髮等方，故疏脂澤等法，亦粉飾之所要云。

髮生方

蔓荆子三分，附子二枚（生用，並碎之）。二物以酒七升和内甖器中，封閉經二七日，藥成。先以灰汁净洗鬚髮，痛拭乾。取烏雞脂揩，一日三遍，凡經七日。然後以藥塗，日三四遍。四十日長一尺，餘處則勿塗。

附方

《肘後方》姚氏療黚。

茯苓，末，白蜜和，塗上。滿七日，即愈。

又方：療面多奸䵟，如雀卵色。

以殺羊膽一枚，酒二升，合煑三沸，以塗拭之，日三度，差。

《千金方》治血黚面皯。

取蔓菁子，爛研，入常用面脂中，良。

崔元亮《海上方》滅瘢膏。

以黄礬石（燒令汁出）、胡粉（炒令黄）各八分，惟須細研。以臘月豬脂和，更研如塗，先取生布揩令痛。則用藥塗，五度。又取鷹屎白、鷰窠中草，燒作灰，等分，和人乳塗之，其瘢自滅，肉平如故。

又方：治面黚黑子。

取李核中人，去皮細研，以雞子白和如稀餳，塗。至晚每以淡漿洗之，後塗胡粉，不過五六日，有神。慎風。

《孫真人食忌》去靨子。

取石灰，炭上熬令熱，插糯米於灰上，候米化，即取米點之。

《外臺秘要》救急去黑子。方：

夜以暖漿水洗面，以布揩黑子令赤痛，水研白檀香，取濃汁以塗之。旦又復以漿水洗面，仍[37]以鷹糞粉黑子。

又，令面生光方：

以蜜陀僧用乳煎塗面，佳。兼治瘡[38]鼻皰。

《聖惠方》治皯黶斑點方：

用蜜陀僧二兩，細研，以人乳汁調，塗面，每夜用之。

又方：治黑痣生於身面上。

用藜蘆灰五兩，水一大椀，淋灰汁於銅器中貯。以重湯煑，令如黑膏，以針微撥破痣處，點之，良。不過三遍，神驗。

又方：生眉毛。

用七月烏麻花，陰乾爲末，生烏麻油浸，每夜傅之。

《千金翼》老人令面光澤方：

大豬蹄一具，洗淨，理如食法。煑漿如膠，夜以塗面，曉以漿水洗面，皮急矣。

《譚氏小兒方》療豆瘡瘢面靨。

以蜜陀僧細研，水調，夜塗之。明旦洗去，平復矣。

有治癜瘍三方，具風條中。

《千金方》治諸腋臭。

伏龍肝，澆作泥，傅之，立差。

《外臺秘要》治狐臭，若股內陰下恒濕臭[39]，或作瘡。

青木香，好醋浸，致腋下夾之，即愈。

又，生狐臭。

以三年釀醋[40]和石灰，傅之。

《經驗方》善治狐臭。

用生薑塗腋下，絕根本。

又方：烏髭鬢，駐顏色，壯筋骨，明耳目，除風氣，潤肌膚，久服令人輕健。

蒼术（不計多少），用米泔水浸三兩日，逐日換水，候滿日即出，刮去黑皮，切作片子，暴乾。用慢火炒令黃色，細搗末，每一斤末，用蒸過茯苓半斤，煉蜜爲丸，如梧桐子大。空心、臥時溫熟水下十五丸。別用术（末）六兩，甘草（末）一兩，拌和勻，作湯點之，下术丸，妙。忌桃、李、雀、蛤及三白。

《千金方》治髮落不生，令長。

麻子一升，熬黑壓油，以傅頭，長髮，妙。

又，治髮不生。

以羊屎灰，淋取汁洗之，三日一洗，不過十度即生。

又，治眉髮髭落。

石灰三升，以水拌勻，熰火炒令焦。以絹袋貯，使好酒一斗漬之，密封，冬十四日，春秋七日，取服一合，常令酒氣相接。嚴云：百日即新髭髮生不落。

《孫真人食忌》生髮方：

取側栢葉，陰乾作末，和油塗之。

又方：令髮鬢烏黑。

醋煑大豆（黑者），去豆，煎令稠，傅髮。

肘後備急方　卷六

又方：治頭禿。

蕪菁子，末，酢和，傅之，日三。

《梅師方》治年少髮白。

拔去白髮，以白蜜塗毛孔中，即生黑者。髮不生，取梧桐子搗汁，塗上，必生黑者。

《千金翼》療髮黃。

熊脂塗髮，梳之散。頭入床底，伏地一食頃，即出，便盡黑，不過一升脂，驗。

《楊氏產乳》療白禿瘡及髮中生癬。

取熊白，傅之。

又，療禿瘡。

取虎膏，塗之。

《聖惠方》治白禿。

以白鴿糞，搗，細羅為散。先以醋米泔[41]洗了，傅之，立差。

又，治頭赤禿。

用白馬蹄燒灰，末，以臘月豬脂和，傅之。

《簡要濟眾》治頭瘡。

大笋殼葉，燒為灰，量瘡大小，用灰調生油，傅。入少膩粉，佳。

【校注】

1. 皰：同“疱”，皮膚水泡樣小瘡、小疙瘩。

2. 皶：同“齇”，亦作“齄”、“皻”等，鼻子上的小紅皰。俗稱“酒糟鼻”。

3. 皯黵（gǎnzèng）：面部的黑斑、黑氣。“皯”亦作“䵟”。

4. 朱：當作“朱砂”，即丹砂。

5. 例：四庫本作“倒”。當從。

6. 卒：疑當作“雜”。

7. 瘢瘍：亦稱“瘢瘍風”。汗斑一類皮膚病。

8. 黎黑：黑色。“黎”通“黧”。又“面體黎黑”四字《備急千金要方》卷六《面藥》作“面䵟皯黷黑”。

9. 鹿：當作“麤”，同“粗”。四庫本、《備急千金要方》卷六《面藥》並作“麤”。

10. 囊：疑當作“瓢”。

11. 自：道藏本作“日”。義長。

12. 成：似當作“盛”。

13. 冬苽陳人：《外臺秘要》卷三十二《化面方》作“冬瓜仁”。四庫本作“冬瓜杏仁”。

14. 䕺華：即木槿花。古人以之喻貌美。《詩·鄭風·有女同車》：“顔如舜華”。

15. 以：《外臺秘要》卷三十二《面䵟方》引《文仲》作“以水”。

16. 䐃礨子：猶言“蓓蕾”，即花苞。此指面部所生疙瘩。

17. 井朝水：同“井花水”，清晨水井中打出的第一桶水。

18. 咽：四庫本無此字。義長。

19. 漆：疑當作“染”。“漆”古作“柒”，與“染”形近。

20. 任：疑“付”字之誤。“付”同“傅”。四庫本作“傅”。《外臺秘要》卷三十二《拔白髮良日並方》作“敷”。

21. 水取石子：“水”字似衍。《外臺秘要》卷三十二《拔白髮良日並方》作“取石子”。

22. 胡：《證類本草·菟絲子》作“上”，較是。

23. 患：似當作“患人”或“患者”。

24. 石灰一兩：《外臺秘要》卷二十三《腋臭方》作“白灰一兩半、礬石半兩”，《備急千金要方》卷二十四《胡臭漏腋》作“白灰一兩”。

25. 汁：似當作“汗”。《外臺秘要》卷二十三《腋臭方》本條作“汗出因以粉之”。下文“汁出”，《外臺秘要》卷二十三《漏腋方》亦作“汗出”。

26. 日一：《醫心方》卷四《治胡臭方》作“旦”，義長。

27. 干畜根：似指草類藥羊蹄。《名醫別録》：羊蹄“一名畜”。《備急千金要方》卷二十四《胡臭漏腋》作“乾薔薇根”（《外臺秘要》卷二十三《漏腋方》同），注云：“《肘後》作畜根”。《醫心方》卷四《治胡臭方》引《小品》方名“六物胡粉膏”，作“乾薑”。

28. 半兩：《外臺秘要》卷二十三《漏腋方》、《醫心方》卷四《治胡臭方》乾枸杞根、乾畜根、甘草半兩三物各爲“半兩”，是。

29. 云：似當作“×云”。本書較多見者有“姚云”。

30. 麻教：即麻勃。又名“麻花”，植物大麻的花。

31. 逆知：預知。逆，預先。

32. 方：似當作“云”。

33. 梃：棍棒。此指將膩澤加工成棒狀。

34. 辛夷各二分：據“各”字，“辛夷”前似應有脫失之藥。

35. 冬苽：當指冬瓜人。

36. 蘇合香：此下似應有“一兩”二字。以下“沉香”處同此。

37. 仍：再。

38. 瘡：同上文“皵”字。酒糟鼻一類疾患。

39. 㒹：“臭”的異體字。

40. 釅醋：濃醋。

41. 醋米泔：酸泔水。醋，酸。

肘後備急方 卷七

治爲熊虎爪牙所傷毒痛方第五十三

葛氏方

燒青布，以燻瘡口，毒即出。仍煑葛根令濃，以洗瘡。搗乾葛根，末，以煑葛根汁。服方寸匕，日五夜一，則佳。

又方：嚼粟[1]，塗之。姚同。

又，煑生鐵令有味，以洗瘡上。姚同。

凡猛獸毒蟲，皆受人禁氣，將入山草，宜先禁之。其經術云：

到山下先閉氣三十五息，存神[2]仙將虎來到吾前。乃存吾肺中，有白帝出，把虎兩目，塞吾下部。又，乃吐肺氣，白[3]通冠一山林之上，於是良久。又，閉氣三十五息，兩手捻都監目[4]作三步，步皆以右足在前，乃止。祝曰："李耳[5]，李耳，圖汝非李耳耶！汝盜黃帝之犬，黃帝教我問汝，汝答之云何。"畢，便行，一山之虎不可得見。若逢之者，目向[6]立，大張左手五指，側之極勢，跳手上下三度，於跳中大喚："咄，虎！北斗君汝[7]去。"虎即走。止宿[8]亦先四向如此。又燒牛、羊角，虎亦不敢近人。又，搗雄黃、紫石，縫囊貯而帶之。

附方

《梅師方》治虎傷人瘡。

但飲酒，常令大醉，當吐毛出。

【校注】

1. 粟：《備急千金要方》卷二十五《蛇毒》、《證類本草・栗子》作"栗"，當是。

2. 存神：《外臺秘要》卷四十《熊虎傷人瘡方》作"所在山神"。 存，臆想，冥想。

3. 白：《外臺秘要》卷四十《熊虎傷人瘡方》作"上自"二字，可從。

4. 都監目：第四指第二節，一名神都目。道家謂都監目可監領一切諸神諸鬼。

5. 李耳：虎的別稱。漢代揚雄《方言》："虎，陳魏宋楚之間或謂之李父，江淮南楚之間謂之李耳。"

6. 目向：《外臺秘要》卷四十《熊虎傷人瘡方》作"因正而"，可從。

7. 汝：《外臺秘要》卷四十《熊虎傷人瘡方》此上有"使"字，可從。

8. 止宿：住宿。

治卒有猘犬凡所咬毒方第五十四

療猘犬咬人方

先嗍[1] 却惡血，灸瘡中十壯，明日以去。日灸一壯，滿百[2] 乃止。姚云：忌酒。

又云：地榆根，末，服方寸匕，日一二。亦末傅瘡上。生根，搗傅，佳。

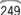

又方：刮虎牙若[3] 虎骨，服一匕。已發[4] 如猘犬者，服此藥，即差。姚同。

又方：仍殺所咬犬，取腦傅之，後不復發。

又方：搗薤汁，傅之。又飲一升，日三，瘡乃差。

又方：末礬石，內瘡中裹之。止瘡不壞，速愈，神妙。

又方：頭髮、蝟[5] 皮，燒末，水和，飲一杯。若或已目赤口噤者，折齒下之。姚云：二物等分。

又方：搗地黄汁，飲之。并以塗瘡，過百度止。

又方：末乾薑，常服，并以內瘡中。

凡猘犬咬人，七日一發。過三七日不發，則脱[6] 也。要過百日，乃爲大免耳。

每到七日，輒當飲薤汁三二升。又，當終身禁食犬肉、蠶蛹[7]，食此發則不可救矣。瘡未差之間，亦忌生物[8]、諸肥膩及冷，但於飯下蒸魚，及就膩氣[9] 中食便發。不宜飲酒，能過一年，乃佳。

若重發療方

生食蟾蜍膾，絶良驗。姚同。亦可燒炙食之，不必令其人知。初得嚙便爲之，則後不發。姚剥作膾[10]，吞蒜齏[11] 下。

又方：搗薑根汁，飲之，即差。

又方：服蔓菁汁，亦佳。

又，凡犬咬人

取竈中熱灰，以粉瘡，傅之。姚同。

又方：火炙蠟，以灌瘡中。姚同。

又方：以頭垢少少內瘡中。以熱牛屎塗之，佳。姚同。

又方：接蓼，以傅瘡上。

又方:乾薑末,服二匕。薑汁服半升,亦良。

又方:但依猘犬法,彌佳。燒蟾蜍,及末礬石,傅之,尤佳。

得犬嚙[12]者難療,凡犬食馬肉生狂,方

及尋常忽鼻頭燥,眼赤不食,避人藏身,皆欲發狂。便宜枸杞汁煑糜飼之,即不狂。若不肯食糜,以鹽伺鼻,便忽塗其鼻,既舐之則欲食矣,神驗。

附方

《梅師方》治狂狗咬人。

取桃白皮一握,水三升,煎取一升,服。

《食療》治犬傷人。

杵生杏人,封之,差。

【校注】

1. 唪(suō):吸吮。

2. 百:《外臺秘要》卷四十《狂犬咬人方》作"百日",當從。

3. 若:或。

4. 發:《外臺秘要》卷四十《狂犬咬人方》作"發狂"。

5. 蝟:同"猬"。

6. 脱:免除。《外臺秘要》卷四十《狂犬咬人方》作"免"。

7. 蛹:同"蛹"。

8. 物:《外臺秘要》卷四十《狂犬咬人方》、《備急千金要方》卷二十五《蛇毒》並作"魚",較是。

9. 氣:《外臺秘要》卷四十《狂犬咬人方》、《備急千金要方》卷二十五《蛇毒》並作"器",較是。

10. 鱠:同"膾",細切肉絲。

11. 蒜齏:蒜末。

12. 嚙(niè):同"嚙"。咬。

治卒毒¹及狐溺棘所毒方第五十五

馬嚼人作瘡,有毒,種²熱疼痛方

刺雞冠血,瀝著瘡中三下。若駁馬³用雌雞,草馬用雄雞。姚同。

又方:灸瘡及腫上,差。

若瘡久不差者

馬鞭梢長二寸,鼠矢二七枚。燒末,膏和,傅之,效。

又方:以婦人月經傅上,最良。姚云:神效。

人體上先有瘡而乘馬,馬汗若馬毛入瘡中,或但爲馬氣所蒸,皆致腫痛煩熱,入腹則殺人

燒馬鞭皮,末,以膏和,傅上。

又方:多飲淳酒,取醉,即愈。

又,剝死馬,馬骨傷人手,毒攻欲死方

便取死馬腹中屎,塗之,即差。姚同。

又方:以手內女人陰中,即愈。有胎者不可,令胎墮。

狐尿棘刺刺人,腫痛欲死方

破雞搨之,即差。

又方:以熱桑灰汁漬,冷復易,取愈。

《小品方》以熱蠟著瘡中,又煙燻之,令汁出,即便愈

此狐所尿之木,猶如蛇蚘⁴也。此下有魚骨傷人。

附方

《圖經》云:治惡刺,及狐尿刺。

搗取蒲公草根莖白汁塗之。惟多塗,立差止。此方出孫思邈《千金方》。其序云:余以正觀五年七月十五日夜，以左手中指背觸著庭木，至曉遂患痛不可忍。經十日，痛日深，瘡日高大，色如熟小豆色。嚐[5] 聞長者之論，有此方，遂依治之。手下則愈，痛亦除，瘡亦即差，未十日而平復。楊炎《南行方》，亦著其效云。

《效方[6]》治狐尿刺螫痛。

杏人，細研，煮一兩，沸，承熱以浸螫處，數數易之。

《外臺秘要》治剝馬被骨刺破，中毒欲死。

取剝馬腹中糞及馬尿洗，以糞傅之，大驗。絞糞汁飲之，效。

《聖惠方》治馬咬人，毒入心。

馬齒莧，湯[7] 食之，差。

《靈苑方》治馬汗入瘡，腫痛漸甚，宜急療之，遲則毒深難理。

以生烏頭，末，傅瘡口，良久有黃水出，立愈。

王氏《博濟》治驢涎馬汗毒所傷，神效。

白礬（飛過）、黃丹（炒令紫色）各等分，相衮[8] 合，調貼患處。

【校注】

1. 毒：據正文，似應爲“馬毒”。

2. 種：當作“腫”。《外臺秘要》卷四十《馬咋踏人方》正作“腫”。

3. 駮馬：《證類本草·雞子》作“駁馬”，即公馬，是。後句“草馬”爲母馬。

4. 蚔：當是後文第五十七中蛇蚔之“蚔”。見該條注。

5. 嚐：當作“嘗”。曾經。

6. 效方：似當作“必效方”或“近效方”。

7. 湯：“燙”的古字。

治卒青蛙[1] 蝮虺衆蛇所螫方第五十六

《葛氏》竹中青蜂[2]螫人方

雄黃、麝香、乾薑分等。搗篩,以麝茵[3] 和之。著小竹管,帶之行。急便用傅瘡,兼衆蛇虺毒之,神良。

又方:破烏雞,熱傅之。

蛇綠色,喜緣樹及竹上。大者不過四五尺,皆呼爲青條蛇,人中,立死[4]。

《葛氏》毒蛇螫人方

急掘作坑,以埋瘡處。堅築其上,毒即入土中,須臾痛緩,乃出。

《徐王》治蛇毒方

用搗地榆根,絞取汁飲,兼以漬瘡。

又方:搗小蒜,飲汁,以滓傅瘡上。

又方:豬耳垢著瘡中[5],牛耳中垢亦可用之,良。

又方:嚼鹽唾上訖,灸三壯。復嚼鹽,唾之瘡上。

又方:搗薤傅之。

又方:燒蜈蚣,末,以傅瘡上。

又方:先以無節竹筒著瘡上,鎔蠟及蜜等分,灌筒中。無蜜,單蠟亦通。

又方:急且尿瘡中,乃拔[6] 向日閉氣三步,以刀掘地,作小坎[7]。以熱湯沃坎中,墍[8] 作丸如梧子大,服之。并以少泥泥之瘡上,佳。

又方:桂心、苦蔞[9] 分等,爲末。用小竹筒蜜[10] 塞之以帶行,卒爲蝮蛇[11],即傅之。此藥療諸蛇毒,塞不蜜,則氣歇不中用。

一切蛇毒

急灸瘡三五壯，則眾毒不能行。

蛇毒

搗鬼針草，傅上，即定。

又方：荊葉，袋貯，薄瘡腫上。

又方：以麝芮塗腫上，血出，乃差。

又方：以合口椒幷葉，搗傅之，無不止。

又方：切葉刀，燒赤，烙之。

附方

《梅師方》治蛇虺螫人。

以獨頭蒜、酸草搗絞，傅所咬處。

《廣利方》治蛇咬方：取黑豆葉，剉，杵，傅之，日三易，良。

《廣濟方》治毒蛇嚙方：

菰蔣草根灰，取以封之。其草似鳶尾也。

《兵部手集》主蛇、蝎、蜘蛛毒。

雞卵，輕敲一小孔，合咬處，立差。

劉禹錫《傳信方》治蛇咬蝎螫。

燒刀子頭令赤，以白礬置刀上，看成汁，便熱滴咬處，立差。此極神驗，得力者數十人。貞元三十二¹²年，有兩僧流向南到鄧州，俱爲蛇嚙，令用此法救之。傅藥了便發¹³，更無他苦。

【校注】

1. 青蛙：當作“青蝰”。《外臺秘要》卷四十《青蝰蛇螫方》作

"青蜓"。又稱"竹根蛇",是一種顏色與竹相似的毒蛇。體小,喜緣竹木。

2. 青蜂:當作"青蜓"。《外臺秘要》卷四十《青蜓蛇螫方》正作"青蜓"。

3. 麝芮:即射罔。芮,"罔"的俗字。

4. 蛇綠……立死:《外臺秘要》卷四十《青蜓蛇螫方》引《肘後青蜓蛇論》作:"此蛇正綠色,喜緣木及竹上,與竹木色一種,人卒不覺,若人入林中行,脫能落頭背上,然自不甚嚙人,嚙人必死,那可屢肆其毒。此蛇大者不過四五尺,世人皆呼爲青條蛇。其尾二三寸色異者,名熇尾,最烈。"

5. 瘡中:《外臺秘要》卷四十《蝮蛇螫方》此下有"當黃汁出,差"一句,義足。

6. 拔:《外臺秘要》卷四十《蝮蛇螫方》作"援刀",義足。

7. 坎:《外臺秘要》卷四十《蝮蛇螫方》作"坑"。

8. 埿:《外臺秘要》卷四十《蝮蛇螫方》作"取泥",義足。

9. 苦蔓:今常例作"栝樓"。

10. 蜜:通"密"。

11. 卒爲蝮蛇:《外臺秘要》卷四十《蝮蛇螫方》此下有"所螫"二字,義足。四庫本下作"咬"。

12. 三十二:《證類本草·礬石》作"十三"。

13. 發:《證類本草·礬石》作"瘥"。較是。

治蛇瘡敗蛇骨刺人入口繞身諸方第五十七

《葛氏》凡蛇瘡未愈,禁熱食,食便發,療之依初螫人法。

蛇螫人,九竅皆血出方

取蛍[1]蟲(初食牛馬血,腹滿者)二七枚,燒,服之。

此上蛇瘡敗及洪腫法方。

蛇螫人，牙折入肉中，痛不可堪，方

取蝦蟇肝以傅上，立出。

又方：先密取茍葉，當其上穿，勿令人見，以再覆瘡口上，一時著葉，當上穿，穿即折牙出也。

蛇骨刺人毒痛方

以鐵精如大豆者，以管吹瘡內。姚同。

又方：燒死鼠，搗，傅之瘡上。

蛇螫人，瘡已合而餘毒在肉中淫淫痛痒，方

取大小蒜各一升，合搗，熱湯淋取汁，灌瘡中。姚同。

蛇卒繞人不解，方

以熱湯淋，即解。亦可令就尿之。

蛇入人口中不出，方

艾灸蛇尾，即出。若無火，以刀周匝割蛇尾，截令皮斷，乃將皮倒脫，即出。《小品》同之。

七八月中，諸蛇毒旺，不得泄，皆齧草木，即枯死，名爲蛇蚔²。此物傷人甚於蛇螫，即依蛇之螫法療之。

附方

《廣利方》治蛇咬瘡。

煖酒，淋洗瘡上，日三易。

《聖惠方》治蛇入口，并入七孔中。

割母豬尾、頭，瀝血滴口中，即出。

【校注】

1. 蚩：同"蚩"。

2. 蛇蚔：指草木上的蛇毒。"蚔"當作"蚔（qí）"，蝎子一類毒虫，此指蛇毒。

治卒入山草禁辟衆蛇藥術方第五十八

辟衆蛇方

同前姚氏仙人入山草法。

辟蛇之藥雖多，唯以武都雄黃爲上。帶一塊（右[1]稱五兩）於肘間，則諸蛇毒莫敢犯。他人中者，便磨以療之。

又，帶五蚷[2] 黃丸，良。丸有蜈蚣，故方在於備急中。此下有禁法云：不受而行，則無驗。

中蛇毒勿渡水，渡水則痛甚於初螫。亦當先存想作大蜈蚣，前已隨後渡。若乘船渡，不作法，殺人。

入山並不得呼作蛇，皆喚爲蛇[3]，中之者，彌宜勿誤。

辟蛇法

到處燒殺羊角，令有煙出，地[4] 則去矣。

附方

《廣利方》治諸蛇毒螫人欲死兼辟蛇。

乾薑、雄黃等分，同研，用小絹袋貯，繫臂上，男左女右，蛇聞藥氣逆避人，螫毒傅之。

【校注】

1. 右：《外臺秘要》卷四十《辟蛇法》、《證類本草・蚖蛇膽》並作"古"，義勝；四庫本作"石"，屬上。

2. 蚷：後文《治中蠱方》作"蠱"，是。

3. 皆喚爲蛇：《諸病源候論》卷三十六《蛇螫候》作"皆言蟲及云地索"，可從。

4. 地：四庫本作"蛇"，可從。

治卒蜈蚣蜘蛛所螫方第五十九

《葛氏方》

割雞冠血塗之。

又方：以鹽緘[1]瘡上，即愈。云蜈蚣去遠者，即不復得。

又方：鹽熱[2]，漬之。

又方：嚼大蒜若小蒜，或桑樹白汁，塗之。亦以麻履底土，揩之，良。

蜈蚣甚齧人，其毒殊輕於蜂。當時小痛而易歇[3]。

蜘蛛毒

生鐵衣，醋研，取濃汁，塗之。

又，烏麻油和胡粉，傅上，乾復易，取差。

取羊桃葉，傅之，立愈。

附方（蚯蚓、螻蛄、蠶咬、蠼螋尿及惡蟲咬人附）

《梅師方》治蜈蚣咬人，痛不止。

獨頭蒜，摩螫處，痛止。

又，《經驗後方》燒雞屎，酒和，傅之，佳。

又，取雞屎和醋傅之。

《聖惠方》治蜈蚣咬方：

用蝸牛擦取汁，滴入咬處。

《兵部手集》治蜘蛛咬，遍身成瘡。

取上好春酒飲醉，使人翻，不得一向[4]臥，恐酒毒腐人。須臾，蟲於肉中，小如米，自出。

又，《譚氏小兒方》以葱一枝，去尖、頭，作孔，將蚯蚓入葱葉中，緊捏兩頭，勿泄氣，頻搖動，即化爲水，點咬處,差。

劉禹錫《傳信方》治蟲豸傷咬。

取大藍汁一椀，入雄黄、麝香，二物隨意看多少。細研，投藍中，以點咬處。若是毒者，即并細服其汁，神異之極也。昔張員外[5]在劍南爲張延賞判官，忽被斑蜘蛛咬項上，一宿，咬有二道赤色，細如箸，繞項上，從腎前下至心；經兩宿，頭面腫疼，如數升盌[6]大，肚漸腫，幾至不救。張相素重薦，因出家資五百千，並薦家財又數百千，募能療者。忽一人應召云可治。張相初甚不信，欲驗其方，遂令目前合藥。其人云：不惜方，當療人性命耳。遂取大藍汁一甕盌，取蜘蛛投之藍汁，良久方出，得汁中甚困，不能動，又別搗藍汁，加麝香末，更取蜘蛛投之，至汁而死，又更取藍汁、麝香，復加雄黄，和之，更取一蜘蛛投汁中，隨化爲水。張相及諸人甚異之，遂令點於咬處，兩日內悉平愈，但咬處作小瘡，痂落如舊。

《經驗方》治蜘蛛咬，遍身生絲。

羊乳一升，飲之。貞元十年，崔員外從質云：目擊有人被蜘蛛咬，腹大如孕婦，其家弃之，乞食於道。有僧遇之，教飲羊乳，未幾日而平。

又方：治蚯蚓咬。

濃作鹽湯，浸身數遍，差。浙西軍將張韶爲此蟲所咬，其形大如風[7]，眉鬚皆落。每夕蚯蚓鳴於體，有僧教以此方，愈。

又方：治蚯蚓蟲咬，其形如大風，眉鬚皆落。

以石灰水浸身，亦良。

《聖惠方》主蛐蟮[8]咬人方：

以雞屎，傅之。

又方：治螻蛄咬人。

用石灰，醋和，塗之。

《廣利方》治蠆咬人。

麝香，細研，蜜調塗之，差。

《千金方》治蠼螋尿瘡。

楝樹枝皮，燒灰，和豬膏，傅之。

又方：杵豉傅之。

又方：以酢和粉傅之。

又方：治蠼螋蟲尿人影，著處便令人體病瘡，其狀如粟粒，累累一聚，慘[9]痛，身中忽有處燥痛如芒刺；亦如刺蟲所螫後，細瘡癟[10]作叢，如茱萸子狀也。四畔赤，中央有白膿如黍粟。亦令人皮急，舉身惡寒壯熱，極者連起，竟腰脅胷也。

治之法：

初得，磨犀角塗之，止[11]。

《博物志》治蠼螋蟲溺人影，亦隨所著作瘡。

以雞腸草汁，傅之，良。

《外臺秘要》治蠼螋尿瘡，繞身匝，即死。

以鷰巢中土，豬脂、苦酒和，傅之。

又方：治蠼螋尿瘡。

燒鹿角，末，以苦酒調，塗之。

《錢相公方》療蠼螋尿瘡黃水出。

嚼梨葉，傅之，乾即易。

《勝金方》治蠼螋尿人成瘡。初如糝粟，漸大如豆，更大如火烙漿庖[12]，疼痛至甚。宜速用草茶，并蠟茶俱可,以生油調,傅上,其痛藥至立止,妙。

《聖惠方》治惡蟲咬人。

用紫草油,塗之。

又方,以酥和鹽,傅之。

【校注】

1. 緘:封。

2. 熱:疑指熱湯。

3. 蜈蚣……易歇:《外臺秘要》卷四十《蜈蚣螫方》引作:"療蜈蚣螫人方:挼藍汁以漬之,即差。蜈蚣不甚齧人,甚(其毒)亦微,殊輕於蜂,當時小痛易歇。脫爲所中,幸可依此療之。"

4. 一向:只朝一個方向。

5. 張員外:《證類本草》作"張薦員外"。"薦"爲張員外之名。下文云"薦"即此義。

6. 盌:"碗"的異體字。

7. 大如風:四庫本作"如大風",義長。底本誤倒。大風,麻風病。

8. 蛐蟮:"蚯蚓"的別稱。

9. 慘:《外臺秘要》卷四十《蠷螋尿方》、《備急千金要方》卷二十五《蛇毒》並作"瘆",義長。

10. 瘡瘟:《備急千金要方》卷二十五《蛇毒》作"痞瘟",是。當據正。"痞瘟"類似"蓓蕾",指體表的小疙瘩。

11. 止:《備急千金要方》卷二十五《蛇毒》作"止其毒",義足。

12. 庖:四庫本作"疱",當從。

治卒蠆螫方第六十

以玉壺丸[1]及五蛄丸[2]塗其上,並得。其方在備急丸散方中。

又方：取屋霤[3]下土，水和傅之。

治卒蜂所螫方第六十一

蜂螫人

取人尿洗之。

又方：穀樹、桑樹白汁塗之，並佳。

又方：刮齒垢塗之。又，破蜘蛛[1]。又[2]，炙蜂房塗之。燒牛角灰，苦酒和塗之[3]。又，斷葫搵之。又，嚼青蒿傅之。

附方

《千金方》治蜂螫人。

用露蜂房，末，豬膏和傅之。《楊氏產乳》蜂房煎湯洗，亦得。

又，《外臺秘要》按薄荷貼之，差。

又，《聖惠方》以酥傅之，愈。

沈存中《筆談》云：處士劉湯，隱居王屋山，嘗於齋中見一大蜂竄爲[4]蛛網絲[5]縛之，爲蜂所螫墜地，俄頃，蛛鼓腹欲裂，徐徐行入草，嚙芋梗，微破，以瘡就嚙處磨之。良久，腹漸消，輕躁如故。自後人有爲蜂螫者，按芋梗傅之則愈。

【校注】

1. 蛛：據上下句，此字下當有"塗之"。

2. 又：四庫本作"及"。

3. 燒牛角……塗之：《外台秘要》卷四十《蜂螫方》作"又燒灰末以膏和塗之"，所燒者仍爲蜂房。但附注云："《千金》同本方，云燒羊角灰，苦酒和塗之。"檢《備急千金要方》卷二十五第二，亦謂"燒蜂房末膏和塗之"。附注云："《肘後方》云先煮蜂房洗之，又燒塗之。"另一相關條文作"燒牛屎灰苦酒和塗之"。未及牛角或羊角。

4. 竄（cuàn）爲：《證類本草‧芋》作"罥（juàn）於"。是。"罥"，原指網，此指被蛛網纏縛。

5. 絲：《證類本草‧芋》作"蛛"。"蛛縛之"三字成句。義勝。

治卒蝎所螫方第六十二

蝎螫人

溫湯漬之。

又方：按馬莧、大蒜，又嚼乾薑塗之，佳。

姚方：以冷水漬螫處，即不痛。水微煖，便痛，即易水。又，以冷[1] 漬故布搨[2] 之，數易。

《新效方》蜀葵花、石榴花、艾心分等。並五月五日午時取，陰乾，合搗，和水塗之螫處，立定。二花未定，又鬼針草[3] 按汁，傅之，立差。

又，黃丹醋塗之。又，生烏頭，末，唾，傅之。嚼乾薑塗之。又，麝茵封之，溫酒漬之，即愈。

附方

《孫真人食忌》主蝎螫。

以礬石一兩，醋半升煎之，投礬末於醋中，浸螫處。

又，《勝金方》烏頭末少許，頭醋調，傅之。

又，錢相公《篋中方》取半夏，以水研，塗之，立止。

又，《食醫心鏡》以醋磨附子，傅之。

又，《經驗方》以驢耳垢傅之，差。崔給事傳。

《廣利方》治蝎螫人，痛不止方：楮樹白汁，塗之，立差。

【校注】

1. 冷：《外臺秘要》卷四十《蝎螫人》作"冷水"。可從。

2. 搨：以綿布、麵團、肉塊之類撲貼或厚敷，用於取溫或取涼。

3. 二花……針草：謂前述蜀葵花、石榴花（加艾心）之方若未能奏效，即加"鬼針草"。

治中蠱毒方第六十三

《葛氏方》療蠱毒下血方

殺羊皮方三寸（得敗鼓亦好），襄荷葉[1]、苦參、黃連、當歸各二兩。水七升，煑二升，分三服。一方加犀角、升麻各三兩。無襄荷根，用茜根四兩代之，佳。

人有養蓄蠱以病人，其詠[2]法：中蠱令人心腹切痛，如有物嚙，或吐下血，不即療之，食人五藏則死矣。欲知蠱與非蠱，當令病人唾水中，沉者是，浮者非。《小品》、姚並同。

欲知蠱毒主姓名方

取皷[3]皮少少[4]，燒末飲病人。病人須臾自當呼蠱主姓名，可語便去，則便愈。亦見[5] 蛇蜓[6] 合作蠱毒，著飲食中,使人得瘕病。此一種積年乃死,療之各自有藥。又,蘘荷葉,密著病人臥席下,其病人即自呼蠱主姓名也。

療中蠱毒吐血或下血,皆如爛肝。方

茜草根、蘘荷根各三兩,㕮咀,以水四升,煮取二升,去滓。適寒溫,頓服,即愈。又自當呼蠱主姓名。茜草即染絳草也。《小品》并姚方同也。

又方:巴豆一枚(去心、皮,熬),豉三粒,釜底墨方寸匕,合搗爲三丸。一丸當下毒,不可[7]者,更服一丸,即下。

又方:鹽一升,淳苦酒和,一服立吐,即愈。《小品》同。支[8]方:苦酒一升,煮令消,服,愈。

又方:取蚯蚓十四枚,以苦酒三升漬之,蚓死,但服其汁。已死者,皆可活。

又方:苦瓠一枚,水二升,煮取一升,服。立即吐,愈。《小品》同。支方:用苦酒一升,煮令消,服,神驗。

又方:皂莢三梃(炙,去皮、子),酒五升,漬一宿,去滓,分三服。《小品》同。

療飲中蠱毒,令人腹内堅痛,面目青黃,淋露骨立,病變無常。方

取鐵精,搗之,細篩,又別搗烏雞肝以和之,丸如梧子大。服三丸。甚者不過十日,微者即愈。別有鐵精方。

又方:豬肝一具,蜜一升,共煎之令熟,分爲二十服。祕方。《小品》同。支方分作丸,亦得。

又方:取棗[9]木心,剉,得一斛,著釜中淹之,令上有三寸水,煮取二斗,澄取清,微火煎,得五升,宿勿食,旦服五合，則吐蠱毒出。《小品》、姚同之。

又方：雄黃、丹砂、藜蘆各一兩。搗，末，旦以井華水，服一刀圭，當下吐蠱蟲出。

又方：隱荵草汁，飲一二升。此草桔梗苗，人皆食之。

治蠱已食下部，肚盡[10]腸穿者

取長股蝦蟇（青背[11]）一枚，雞骨（支方一分），燒爲灰，合，內下部令深入。《小品》同。支方屢用大驗。姚方亦同。

又方：以豬膽瀝內下部中，以綿深導，內塞之。

又方：五蠱黃丸，最爲療蠱之要，其方在備急條中。

復有自然飛蠱，狀如鬼氣者，難[12]。

此諸種得真犀、麝香、雄黃，爲良藥，人帶此於身，亦預防之。

《姚氏》療中蠱下血如雞肝，出石餘，四藏悉壞，唯心未毀，或鼻破待死。方

末桔梗，酒服一匕，日一二。葛氏方也。

支太醫，有十數傳用方

取馬兜零根，搗，末，水服方寸匕，隨吐則出，極神驗。此物苗似葛蔓，緣柴生，子似橘子。

凡畏已中蠱，欲服甘草汁，宜生煑服之，當吐疾出。若平生預服防蠱毒者，宜熟炙煑服，即內消，不令吐，神驗。

又方：甘草，炙，每含咽汁。若因食中蠱反毒，即自吐出，極良。常含咽之，永不慮藥及蠱毒也。

又，有解百毒散，在後藥毒條中。亦療方

桑白汁一合，服之，須臾吐利，蠱出。

席辯刺史[13]傳效二方，云並試用神驗

斑猫蟲四枚（去足翅，炙）、桃皮（五月初五採取，去黑皮，陰乾）、大戟。凡三物，並搗，別篩，取斑猫一分，桃皮、大戟各二分，合和棗核大，以米清飲服之訖，吐出蟲。一服不差，十日更一服，差。

此蟲洪州最多，老媼解療，一人得縑[14]二十疋[15]。秘方不可傳。其子孫犯法，黃花公若于則[16]爲都督，因以得之流傳，老媼不復得縑。席云：已差十餘人也。

又方：羖羊皮方寸匕，蘘荷根四兩，苦參、黃連各二兩，當歸、犀角、升麻各三兩。七物，以水九升，煑取三升，分三服，蟲即出。席云：曾與一人服，應時吐蜂兒數升，即差。此是姚大夫方。

附方

《千金翼方》療蠱毒。

以檞木北陰白皮一大握，長五寸，以水三升，煑取一升。空腹分服，即吐蟲出也。

又，治蠱毒下血。

蝟皮，燒末，水服方寸匕，當吐蠱毒。

《外臺秘要》救急治蠱。

以白鴿毛、糞燒灰，飲和服之。

《楊氏産乳》療中蠱毒。

生玳瑁，以水磨如濃飲，服一盞，自解。

《聖惠方》治小兒中蠱，下血欲死。

搗青藍汁，頻頻服半合。

【校注】

1. 葉：四庫本作“根”。當從改。下文有“無蘘荷根”語。

《外臺秘要》卷二十八《蠱吐血方》引《文仲》亦作"根"。

2. 訉:同"診"。

3. 皷:同"鼓"。

4. 少少:《外臺秘要》卷二十八《中蠱毒方》作"一片"。

5. 見:道藏、四庫本及《外臺秘要》卷二十八《蠱吐血方》均作"有",當從改。

6. 蜒:當作"涎"。《外臺秘要》卷二十八《蠱吐血方》正作"涎"。

7. 可:《外臺秘要》卷二十八《蠱吐血方》作"下",義勝。

8. 支:晉代醫僧支法存。其先輩爲胡人,後移居廣州。所著有《申蘇方》五卷,已佚。

9. 棗:《外臺秘要》卷二十八《蠱吐血方》作"桑"。

10. 肚盡:《證類本草·蝦蟇》、《醫心方》卷十八《辟蠱毒方》並作"肛盡"。

11. 青背:《證類本草·蝦蟇》作"青背者",當據補。

12. 難:《外臺秘要》卷二十八《蠱吐血方》作"難療"。義足。

13. 席辯刺史:唐人。原爲王世充部下,後歸唐,曾任延州刺史和滄州刺史。

14. 縑(jiān):雙絲織成的細絹。

15. 疋:"匹"的異體字。

16. 若于則:當作"若干則"。若干,古鮮卑族複姓。若干則,唐代官員,曾任洪州總管。

治卒中溪毒方第六十四

姚氏,中水毒秘方

取水萍曝乾,以酒服方寸匕,差止。

又云:中水病,手足指冷,即是。若暖,非也。其冷或一寸，極或竟指。未過肘膝一寸淺[1]，至於肘膝爲劇。

《葛氏》水毒中人，一名中溪，一名中灑（東人呼爲蘇駭切），一名水病，似射工而無物。其詠法：

初得之惡寒，頭微痛，目注[2] 疼，心中煩懊，四肢振淅[3]，骨[4] 節皆強，筋急[5]，但欲睡，且醒暮劇。手逆冷[6]，三[7] 日則復[8] 生蟲，食下瘡[9]，不痛不痒，不冷人覺[10]，視之乃知。不即療，過六七日，下部膿潰，蟲[11] 食五藏，熱極煩毒，注下不禁。八九日[12]，良醫不能療。覺得[13]，急當深視下部。若有瘡，正赤如截肉者，爲陽毒，最急。若瘡如齧魚齒者，爲陰毒，猶小緩。要皆殺人，不過二十日。欲知是中水毒，當作數升[14]湯，以小蒜五寸[15]，哎咀，投湯中，莫令大熱，熱即無力，捩去滓，適寒溫以浴。若身體發赤斑文者，又無異證[16]，當以他病療之也。

病中水毒方

取梅若桃葉，搗，絞汁三升許，以少水解爲[17]飲之。姚云：小兒不能飲，以汁傅乳頭與之。

又方：常思草，搗絞，飲汁一二升，并以綿染寸中[18]，以導下部，日三過，即差。

又方：搗藍青汁，以少水和塗之，頭面身體令匝。

又方：取梨葉[19]一把，熟搗，以酒一杯和絞，服之，不過三。

又方：取蛇莓[20]草根，搗作末，服之。并以導下部，亦可飲汁一二升。夏月常行，欲入水浴，先以少末投水中流，更無所畏。又辟射工，家中雖以器貯水浴，亦宜少末投水中，大佳。

今東間諸山縣，無不病溪毒。春月皆得，亦如傷寒，

呼爲溪温，未必是射工輩。亦盡患瘡痢，但寒熱煩疼不解，便致死耳。方家用藥與傷寒温疾相似，令施其單法。

五加根，燒末，酒若漿水飲之。荆葉汁，佳。千金不傳，秘之。

又方：密取蓼，搗汁，飲一二合[21]，又以塗身令周匝。

取牛膝莖[22]一把，水酒共一杯[23]，漬。絞取汁飲之，日三。雄牛膝，莖紫色者是也。

若下部生瘡，已決洞者

秫米一升，鹽五升，水一石，煑作糜，坐中，即差。

又方：桃皮、葉，熟搗，水漬令濃，去滓，著盆中坐漬之，有蟲出。

又方：皂莢，燒，末，綿裹導之，亦佳。

又，服牡丹方寸匕，日三服。

【校注】

1. 淺：據下句，似當作“爲淺”。

2. 注：《外臺秘要》卷四十《溪毒方》作“眶”。《醫心方》卷十八《治水毒方》作“匡”，同“眶”。是。

3. 淅：《外臺秘要》卷四十《溪毒方》、《醫心方》卷十八《治水毒方》並作“㵎”。是。

4. 骨：《外臺秘要》卷四十《溪毒方》、《醫心方》卷十八《治水毒方》此上並有“腰背”二字。

5. 急：《外臺秘要》卷四十《溪毒方》、《醫心方》此下並有“兩膝痛，或翕翕而熱”（《醫心方》無“而”字）。

6. 手逆冷：《外臺秘要》卷四十《溪毒方》、《醫心方》卷十八《治水毒方》並作“手足逆冷至肘膝”（《醫心方》“足”下多“指”字）。

7. 三:《外臺秘要》卷四十《溪毒方》、《醫心方》卷十八《治水毒方》並作"二三"。

8. 復:《外臺秘要》卷四十《溪毒方》作"腹",《醫心方》卷十八《治水毒方》作"腹中"。

9. 食下瘡:《外臺秘要》卷四十《溪毒方》作"食人下部,肛中有瘡"。《醫心方》卷十八《治水毒方》作"食下部,肛中有創"。

10. 不冷人覺:《外臺秘要》卷四十《溪毒方》作"不令人覺"。《醫心方》卷十八《治水毒方》作"令人不覺"。

11. 蟲:《外臺秘要》卷四十《溪毒方》作"上"。《醫心方》卷十八《治水毒方》作"蟲上"。

12. 八九日:《外臺秘要》卷四十《溪毒方》同。《醫心方》卷十八《治水毒方》作"八九日死"。

13. 覺得:《外臺秘要》卷四十《溪毒方》、《醫心方》卷十八《治水毒方》並作"覺得之",義足。

14. 升:《外臺秘要》卷四十《溪毒方》、《醫心方》卷十八《治水毒方》並作"斗"。是。

15. 寸:《外臺秘要》卷四十《溪毒方》、《醫心方》卷十八《治水毒方》並作"升"。是。

16. 若身……異證:《外臺秘要》卷四十《溪毒方》作:"若身體發赤斑文者是也,其無者非也。"義足,可從。

17. 爲:《外臺秘要》卷四十《溪毒方》此下有"二服或乾以水絞取汁極佳",義足。

18. 寸中:《外臺秘要》卷四十《溪毒方》作"裏"。《醫心方》卷十八《治水毒方》作"汁"一字。

19. 梨葉:《外臺秘要》卷四十《溪毒方》、《醫心方》卷十八《治水毒方》並作"蓼"。

20. 苺:同"莓"。

21. 合:《外臺秘要》卷四十《溪毒方》作"升"。

22. 牛膝莖:《外臺秘要》卷四十《溪毒方》作"雄牛膝根"。

有"雄"字,與下文合。

23. 杯:《外臺秘要》卷四十《溪毒方》作"升"。

治卒中射工水弩毒方第六十五

江南有射工毒蟲,一名短狐,一名蜮,常在山間水中,人行及水浴,此蟲口中橫骨[1]角弩,唧以[2]射人形影則病,其診法:

初得或如傷寒,或似中惡,或口不能語[3],或惡寒熱[4],四肢拘急,旦可暮劇。困者三日,齒間血出,不療即死。其中人有四種,初覺則遍身體視之。其一種正黑如墨子[5],而繞四邊□□□[6]犯之如刺狀。其一種作瘡,瘡久即穿陷。一種突起如石□□□[7]。其一種如火灼人肉,熛[8]起作瘡。此種最急,並皆殺人。居□□□[9]地,天大雨,或逐人行潦[10]流入人家而射人。又當養鵝鴨[11],□□□食,人[12]行將純白鵝以辟之。白鴨亦善。帶好生犀角,佳也。

若見身中有此四種瘡處,便急療之

急周繞遍,去此瘡邊一寸,輒灸一處百壯,瘡[13]亦百壯,則[14]。

又方:赤莧莖、葉,搗,絞取汁,飲之,以滓傅之。姚云:服七合,日四五服。

又方:葫蒜,令傅以搨瘡上,灸蒜上千壯,差。

又方:白雞矢白者二枚,以小餳和調,以塗瘡上。

又方:鼠婦蟲、豉各七合,巴豆三枚(去心)。合豬脂,但以此藥塗之。

又方:取水上浮走豉母蟲一枚,置口中,便差。云:

此蟲正黑如大豆,浮水上相遊者。

又方:取皂莢一梃,尺二者,槌碎,苦酒一升,煎如餳,去滓,傅之痛處,差。

又方:馬齒莧,搗,飲汁一升,滓傅瘡上,日四五遍,則良驗。

又方:升麻、烏翣[15]各二兩,水三升,煑取一升,盡服之。滓傅瘡上,不差,更作。姚同,更加犀角二兩。

云:此蟲含沙射人影便病,欲渡水,先以石投之。口邊角弩發矢,言口息兩角能屈伸,冬月則蟄[16]。有一長角橫在口前,弩檐[17]臨其角端,曲如上弩,以氣爲矢,用水勢以射人。人中之,便不能語,餘狀如葛氏所説。

【校注】

1. 橫骨:《外臺秘要》卷四十《射工毒方》作"有橫骨狀如"五字,義足。

2. 唧以:《外臺秘要》卷四十《射工毒方》作"即以氣"三字,義足。

3. 語:《外臺秘要》卷四十《射工毒方》此下有"或身體苦強"一句。

4. 熱:《外臺秘要》卷四十《射工毒方》作"壯熱",義長。

5. 正黑如墨子:《外臺秘要》卷四十《射工毒方》作"正如黑子"。

6. 繞四邊□□□:《外臺秘要》卷四十《射工毒方》作"皮繞四邊突赤以衣被"九字。原脱三字,人民衛生出版社校勘記補爲"者人或"。

7. 石□□□:《外臺秘要》卷四十《射工毒方》作"石癰狀"三字。原脱三字,人民衛生出版社校勘記補"之有棱"。

8. 熛(biāo):迅猛而起。《外臺秘要》卷四十《射工毒方》無此字。

9. □□□:《外臺秘要》卷四十《射工毒方》作"此毒之"。人民衛生出版社校勘記補"溪旁隰"。

10. 行潦：下雨時路上的積水或流水。

11. 鵝鴨：《外臺秘要》卷四十《射工毒方》作"鵝"。

12. □□□食人：《外臺秘要》卷四十《射工毒方》作"鵝見即食之"。原脫三字，人民衛生出版社校勘記補"亦可以"。

13. 瘡：《外臺秘要》卷四十《射工毒方》作"瘡上"，義足。

14. 則：四庫本作"則愈"。義足。《外臺秘要》卷四十《射工毒方》作"大良"，可參。

15. 烏翣(shà)：射干的別稱。

16. 冬月則蟄：此四字原單獨成行，其前後句或原非連續。《外臺秘要》卷四十《射工毒方》相似語作："冬月並在土中蟄，其上雪不凝，氣蒸休休。然人有識處掘而取帶之，溪邊行亦往往得此。若中毒，仍爲屑與服。夏月在水中則不可見。"

17. 檐：四庫本作"擔"。

治卒中沙蝨毒方第六十六

山水間多有沙蝨，甚細，略不可見，人入水浴，及以水澡浴，此蟲在水中著人身，及陰天雨[1] 行草中亦著人，便鑽入皮裏。其診法：

初得之，皮上正赤，如小豆、黍米、粟粒，以手摩赤上，痛如刺。三日之後，令百節強[2]，疼痛寒熱，赤上發瘡。此蟲漸入至骨，則殺人。自有山澗浴畢，當以布拭身數遍，以故帛拭之一度，乃傅粉之也。

又，療沙蝨毒方

以大蒜十片，著熱灰中，溫之令熱。斷蒜，及熱拄瘡上，盡十片，復以艾灸瘡上，七壯則良。

又方：斑猫二枚，熬一枚，末，服之；燒一枚，令絕煙，末，以傅瘡上，即差。又，以射茵傅之，佳。

又方：生麝香、大蒜，合搗，以羊脂和，著小筒子中，帶之行。今東間水無不有此。浴竟中[3]拭，爗爗[4]如芒毛針刺，熟看，見則以竹葉抄挑去之。

比見嶺南人，初有此者，即以茅葉茗茗[5]刮去，及小傷皮則爲佳，仍數塗苦苣菜汁，佳。

已深者，針挑取蟲子，正如疥蟲，著爪[6]上映光方見行動也。若挑得[7]，便就上灸三四壯，則蟲死病除。

若覺猶惛惛，見[8]是其已太深，便應依土俗作方術拂出，乃用諸湯藥以浴，皆一二升出[9]都盡乃止。亦依此方并雜□□[10]溪毒及射工法急救，七日中宜差。不爾，則仍有飛蟲□□□[11]，啖人心藏，便死，慎不可輕。

【校注】

1. 陰天雨：《諸病源候論》卷二十五《沙虱候》、《外臺秘要》卷四十《沙虱毒方》並作"陰雨日"，較是。

2. 強(jiàng)：不柔和，僵硬。

3. 中：《諸病源候論》卷二十五《沙虱候》、《外臺秘要》卷四十《沙虱毒方》並作"巾"，當據改。

4. 爗(yè)爗："淫淫"的音轉，遊走性痛癢貌。

5. 茗茗：《外臺秘要》卷四十《沙虱毒方》無此二字。

6. 爪：指甲。

7. 挑得：《外臺秘要》卷四十《沙虱毒方》作"挑不得"，義長。

8. 見：《外臺秘要》卷四十《沙虱毒方》無"見"字，義長。

9. 皆一二升出：《外臺秘要》卷四十《沙虱毒方》作"皆得一二升沙出，沙出"。

10. □□：人民衛生出版社校勘記補"治中"二字。《外臺秘要》卷四十《沙虱毒方》作"用前中"三字。

11. 則仍有飛蟲□□□：《外臺秘要》卷四十《沙虱毒方》作

"則仍變爲溪毒"，無以下文字。所脫三字，人民衛生出版社校勘記補"在身中"。

治卒服藥過劑煩悶方第六十七

服藥過劑煩悶，及中毒多煩悶欲死。方

刮東壁土少少，以水一二升和，飲之，良。

又方：於屋雷下作坎，方二尺，深三尺，以水七升，灌坎中，以物揚之，令沫出，取一升飲之。未解更作。

又方：搗藍[1]，取汁服數升。無藍，只洗青絹取汁飲，亦得。

服藥失度[2]，心中苦煩。方

飲生葛根汁，大良。無生者，乾葛爲末，水服五合，亦可煑服之。

又方：吞鷄子黃數枚，即愈。不差，更作。

服石藥過劑者

白鴨屎，末，和水調服之，差。

又方：大黃三兩，芒硝二兩，生地黃汁五升。煑取三升，分三服，得下便愈。

若卒服藥，吐不止者

飲新汲水一升，即止。

若藥中有巴豆，下痢不止，方

末乾薑、黃連，服方寸匕，差。

又方：煑豆汁一升，服之，差。

附方

《外臺秘要》治服藥過劑，及中毒煩悶欲死。

燒犀角，末，水服方寸匕。

1. 藍:指藍草。蓼科一年生草本植物。
2. 失度:超過限定藥量。與上下文"過劑"意同。

治卒中諸藥毒救解方第六十八

治食野葛已死方

以物開口,取鷄子三枚,和以吞之,須臾吐野葛出。

又方:溫豬脂一升,飲之。

又方:取生鴨就口斷鴨頭,以血瀝口中,入咽則活。若口不可開者,取大竹筒洞節[1],以頭注其脇[2],取冷水竹[3]筒中。數易水,須臾口開,則可得下藥。若人多者,兩脇及臍中各與筒,甚佳。

又方:多飲甘草汁,佳。

姚方:中諸毒藥,及野葛已死方

新小便,和人屎,絞取汁一升,頓服,入腹即活。解諸毒,無過此汁。

中酖毒已死者

粉三合,水三升,和飲之。口噤,以竹管強開,灌之。

中射罔毒

藍汁、大豆、豬犬血,並解之。

中狼毒毒

以藍汁解之。

中狼葵毒

以葵根汁解之。

中藜蘆毒

以雄黃、葱汁,並可解之。

中躑躅毒

以梔子汁解之。

中巴豆毒

黃連、小豆、藿汁、大豆汁，並可解之。

中雄黃毒

以防己汁解之。

中蜀椒毒、中蜈蚣毒

二毒，桑汁煮桑根汁，並解之。

中礬石[4]毒

以大豆汁解之。

中芫花毒

以防風、甘草、桂，並解之。

中半夏毒

以生薑汁、乾薑，並解之。

中附子、烏頭毒

大豆汁、遠志汁，並可解之。

中杏仁毒

以藍子汁解之。

食金已死者

取雞屎半升，水淋得一升，飲之，日三服。

又方：吞水銀二兩，即裹金出，少者一兩亦足。

姚云：一服一兩，三度服之。扶坐與之，令入腹，即活。

又方：鴨血及雞子，亦解之。

今取一種，而兼解衆毒

取甘草，咬咀，濃煑，多飲其汁，并多食葱中涕，並佳。

又方：煑大豆，令湧[5]，多飲其汁。無大豆，豉亦佳。

又方：藍青藍子，亦通解諸毒，常預畜之。

又方：煑薺苨，令濃，飲一二升，秘方。卒無可[6]煑，嚼食之，亦可作散服之。此藥在諸藥中，諸藥則皆驗。

又方[7]：凡煑此藥汁解毒者，不可熱飲之，諸毒得熱更甚，宜使小冷，爲良。

帶[8]辯刺史云：嶺南俚人毒，皆因食得之。多不即覺，漸不能食，或更心中漸脹，并背急悶，先寒似瘴。微覺，即急取一片白銀含之，一宿銀變色，即是藥也。銀青是藍藥，銀黃赤是菌[9]藥。久久者，入眼，眼或青，或黃赤，青是藍藥，黃赤是菌藥。俚人有解療者，畏人得知，在外預[10]，言三百[11]牛藥，或云三百兩銀藥。余久任[12]，以[13]首領親狎，知其藥，常用。俚人不識本草，乃妄言之，其方並如後也。

初得俚人毒藥，且令定。方

生薑四兩，甘草三兩（炙，切）。以水六升，煑取二升。且服三服，服訖，然後覓[14]藥療之。

療方

常山四兩（切），白鹽四錢，以水一斗，漬一宿，以月盡日漬。月一日五更，以土釜煑，勿令奴婢、雞犬見，煑取二升，且分再服，服了，少時即吐，以銅器貯取。若青色，以杖舉，五尺不斷者，即藥未盡，二日後更一劑。席辯曾飲酒得藥，月餘始覺，首領梁墳將土常山與爲[15]，呼爲一百[16]頭牛藥，服之即差。差後二十日，慎毒食，唯有煑飯食之。前後得差凡九人。

又方：黃藤十兩（嶺南皆有），切，以水一斗，煑取二升，分三服，服訖，毒藥內消。若防己，俚人藥[17]常服此藤，縱得，自然不發。席云：常服之，利小便，亦療數人。

又方：都淋藤十兩，嶺南皆有，土人悉知，俚人呼爲三百兩銀。其葉[18]細長，有[19]三尺微藤，生切，以水一斗，和酒二升，煑取三升[20]，分三服，服訖，毒藥並逐小便出，十日慎毒食。不差，更服之，即愈。

又方：乾藍實四兩，白花藤四兩（出寯州者上，不得取野葛同生者）。切，以水七升，酒一升，煑取半，空腹頓服之，少悶勿怪[21]。單乾藍搗末，頓服之，亦差。

又，療腹內諸毒。

都淋藤二兩（長三寸），並[22]細剉，酒三升，合安罌中，密封。以糠火燒[23]四邊，燒令三沸，待冷出，溫服。常令有酒色，亦無所忌，大效。

若不獲已[24]，食[25]俚人食者

先取甘草一寸，炙之後，熟嚼吞之。若食著毒藥即吐，便是得藥。依前法療之。席辯云：常囊貯甘草十片以自防。

附方

《勝金方》治一切毒。

以膽子礬，爲末，用糯米糊丸，如鷄頭實大，以朱砂衣。常以朱砂養之，冷水化一丸，服，立差。

《經驗方》解藥毒上攻，如聖散。

露蜂房、甘草等分，用麩炒令黃色，去麩，爲末，水二椀，煎至八分一椀，令溫。臨臥頓服，明日取下惡物。

《外臺秘要》治諸藥石後，或熱噤多向冷地臥，又不得食諸熱麪酒等。方：

五加皮二兩，以水四升，煑取二升半，候石發之時，便服。未定，更服。

《孫思邈論》云：有人中烏頭、芭豆[26]毒。

甘草入腹即定。方稱大豆解百藥毒，嘗試之，不效，乃加甘草，爲甘豆湯，其效更速。

《梅師方》蜀椒閉口者有毒，誤食之，便氣欲絕，或下白沫，身體冷。急煎桂汁服之，多飲冷水一二升。忽食飲吐漿，煎濃豉汁服之。

《聖惠方》治硫黃忽發氣悶。

用羊血，服一合，效。

又方：治射罔在諸肉中有毒，及漏脯毒。

用貝子末，水調半錢，服，效。或食麪臛毒，亦同用。

《初虞世方》治藥毒秘效。

巴豆（去皮，不出油）、馬牙硝等分，合研成膏，冷水化一彈子許，服，差。

【校注】

1. 洞節：謂貫通竹節，使之成通筒。

2. 脅：《外臺秘要》卷三十一《解諸藥草中毒方》作“胸脅”。

3. 竹：《外臺秘要》卷三十一《解諸藥草中毒方》作“注”，義長。

4. 礬石：敦煌本《本草經集注》、《證類本草》卷二、《備急千金要方》卷二十四《解百藥毒》並作“礜石”；《外臺秘要》卷三十一《解金鐵等毒方》作“礜石”，同“礜石”。

5. 湧：似當作“沸”。

6. 無可：《外臺秘要》卷三十一《解諸藥草中毒方》作“不及”，較長。

7. 又方：二字疑衍。

8. 带：四庫本作“席”。是。

9. 菌(hùn)：毒草名。《外臺秘要》卷三十一《解飲食相害成病百件》引作“菌”。

10. 預：《外臺秘要》卷三十一《解飲食相害成病百件》作“預合”，義足。

11. 三百：參下段，似當作“三百頭”。《外臺秘要》卷三十一《解飲食相害成病百件》正作“三百頭”。

12. 久任：《外臺秘要》卷三十一《解飲食相害成病百件》作“住久”。

13. 以：《外臺秘要》卷三十一《解飲食相害成病百件》作“與”。

14. 覔：“覓”的俗字。

15. 爲：四庫本作“治”。義長。

16. 一百：參上段，似當作“三百”。

17. 藥：此字似衍。

18. 其葉：《外臺秘要》卷三十一《解飲食相害成病百件》作“藥甚”。

19. 有：《外臺秘要》卷三十一《解飲食相害成病百件》此下有“高”字。

20. 以水一斗和酒二升煑取三升：《外臺秘要》卷三十一《解飲食相害成病百件》作“以水一升，和酒二升，煮取二升”。

21. 恠：“怪”的異體字。

22. 並：《外臺秘要》卷三十一《解飲食相害成病百件》此上有“黃藤(二虎口)”，與此“並”字義合。

23. 燒：疑當作“繞”。《外臺秘要》卷三十一《解飲食相害成病百件》引作“圍”。

24. 不獲已：不得已。

25. 食：《外臺秘要》卷三十一《解飲食相害成病百件》作“欲食”，義足。

26. 芭豆:《備急千金要方》卷二十四《解百藥毒》作"巴豆"，當從。

治食中諸毒方第六十九

蜀椒閉口者有毒，戟人咽，氣[1]便欲絕，又令人吐白沫

多飲桂汁若冷水一二升，及多食大蒜，即便愈。慎不可飲熱，殺人。

比見在[2]中椒毒，含蒜及薺苨，差。

鉤吻葉與芥相似，誤食之殺人。方

薺苨八兩，水六升，煑取三升，服五合，日五服。又云:此非鉤吻。

食諸菜中毒，發狂煩悶，吐下欲死。方

取雞屎[3]燒末，服方寸匕。不解，更服。又，煑葛根，飲汁。

莨菪毒

煑甘草汁，搗藍汁飲，並良。

苦瓠毒

煑黍穰令濃，飲汁數升，佳。

食馬肝中毒

取牡鼠屎二七枚（兩頭尖者是），水和飲之。未解者，更作。

食六畜鳥獸[4]

幞[5]頭垢一錢匕。《小品》云:起死人。

又，飲豉汁數升，良。

凡物肝臟自不可輕噉，自死者，彌勿食之。

生食肝中毒

搗附子末，服一刀圭，日三服。

肉有箭毒

以藍汁、大豆，解射芮毒。

食鬱肉（謂在蜜器中經宿者）及漏脯（茅屋汁霑脯爲漏脯），此前並有毒

燒人屎，末，酒服方寸匕。

又方：搗薤汁，服二三升，各連取，以少水和之。

食黍米中藏脯中毒，方

此是鬱脯，煑大豆一沸，飲汁數升，即解。兼解諸肉，漏毒。

食自死六畜諸肉中毒，方

黃蘗，末，服方寸匕。未解者，數服。

六畜自死，皆是遭疫。有毒，食之洞下，亦致堅積，並宜以痢丸下之。

食魚中毒

濃煑橘皮，飲汁。《小品》云：冬瓜汁最驗。

食豬肉過冷不消，必成蟲癥，下之。方

大黃、朴硝各一兩（芒硝亦佳），煑取一升，盡服之。若不消，并皮研杏子湯三升，和，三服。吐出，神驗。

食牛肉[6]中毒

煑甘草，飲汁一二升。

食馬肉，洞下欲死者

豉二百粒，杏子二十枚，咬咀，蒸之五升飯下，熟，合搗之，再朝服[7]，令盡。

此牛馬，皆謂病死者耳。

食鱸魚肝,及鯸鮧魚中毒

剉蘆根,煑汁,飲一二升,良。

解毒,濃煑香蘇,飲汁一升。

飲食不知是何毒

依前,甘草、薺苨通療此毒,皆可以救之。

食菰[8] 菜蜈[9] 吞水蛭,蛭唅臟血,腸痛,漸黃瘦者

飲牛羊熱血一二升許,經一宿,便煖豬脂一升,飲之,便下蛭。

食菌遇毒死方

絞人屎汁,飲一升,即活。

服諸吐痢[10]丸,亦佳。

又,掘地作土漿,服二三升,則良。

誤食野芋,欲死

療同菌法。

凡種芋三年不取,亦成野芋,即殺人也。

附方

《梅師方》治飲食中毒,魚肉菜等。

苦參三兩,以苦酒一升,煎三五沸,去滓服之,吐出,即愈。

或取煑犀角汁一升,亦佳。

又方:治食狗肉不消,心下堅,或腹脹,口乾,發熱,妄語,煑蘆根飲之。

又方:杏仁一升(去皮),水三升,煎沸,去滓取汁,爲三服,下肉爲度。

《金匱方》治食蟹中毒。

紫蘇煑汁,飲之三升。以子汁飲之,亦治。凡蟹未

經霜，多毒。

又，《聖惠方》以生藕汁，或齧乾蒜汁，或冬瓜汁，並佳。

又方：治雉肉作臛食之，吐下。

用生犀角，末，方寸匕，新汲水調下，即差。

唐崔魏公云鉉[11]夜暴亡，有梁新聞之，乃診[12]之曰：食毒。僕曰：常好食竹雞[13]。多食半夏苗，必是半夏毒。命生薑擂汁，折齒而灌之，活。

《金匱方》：春秋二時，龍帶精入芹菜中，人遇[14]食之爲病。發時手青肚滿，痛不可忍，作蛟龍病。服硬糖三二升，日二度，吐出如蜥蜴三二個，便差。

《明皇雜録》云：有黃門奉使交廣回，周顧謂曰：此人腹中有蛟龍。上驚，問黃門曰：卿有疾否？曰：臣馳馬大庾嶺，時當大熱，困且渴，遂飲水。覺腹中堅痞如杯。周遂以硝石及雄黃齧服之，立吐一物，長數寸，大如指，視之鱗甲具，投之水中，俄頃長數尺。復以苦酒沃之，如故，以器覆之，明日已生一龍矣。上甚訝之。

【校注】

1. 氣：《外臺秘要》卷三十一《食椒菜瓠中毒方》作"使不得出氣"。

2. 在：疑當作"有"。

3. 屎：《外臺秘要》卷三十一《食椒菜瓠中毒方》作"毛"。

4. 六畜鳥獸：據上下文，似當作"六畜鳥獸肝"。《外臺秘要》卷三十一《解飲食相害成病百件》正有"肝"字。

5. 幘：古代男子所用的頭巾。

6. 牛肉：《證類本草·甘草》引《百一》作"牛羊肉"。

7. 再朝服："朝"字疑衍。《金匱要略》卷二十四《禽獸魚蟲禁忌並治》此處作："杵之服,日再服。"

8. 菹:同"葅(zū)"。酸菜,醃菜。

9. 娛:四庫本、道藏本作"誤"。義長。

10. 痢:同"利"。下利。

11. 云鉉:《證類本草·生薑》无"云"字,是。"鉉"是崔魏公之名。又本條所載之事本於宋代孫光憲《北夢瑣言》,據該書所載,食竹雞中毒者乃崔魏公江陵別宮舶居之富商,本書引用者增"云"字或指崔氏所傳,但當易作"鉉云"。

12. 疹:"診"的俗字。

13. 竹雞:四庫本、道藏本重"竹雞"二字,屬下。當從。

14. 遇:《金匱要略》卷二十四《果實菜穀禁忌並治》作"偶",義長。

治防避飲食諸毒方第七十

雜鳥獸他物諸忌法

白羊[1],不可雜雄雞。

羊肝,不可合烏梅及椒食。

豬肉,不可雜羊肝。

牛腸,不可合犬肉。

雄雞肉,不可合生蔥菜[2]。

雞鴨肉[3],不可合蒜及李子、鱉肉等。

生肝投地,塵芥不著者,不可食[4]。

暴脯,不肯燥,及火炙不動,并見水而動,並勿食。

鳥獸自死,口不開者,不可食。

水中魚物諸忌

魚頭,有正白連珠[5]脊上,不可食。

魚,無腸膽及頭無魫[6],勿食。

魚,不合烏雞肉食。

288

生魚目赤，不可作膾。

魚[7]，勿合小豆藿。

青魚鮓，不可合生胡荽。

鱉目凹者，不可食。

鱉肉，不可合雞鴨子，及赤莧菜食之。

妊娠者，不可食鱔魚[8]。

雜果菜諸忌

李子，不可合雞子，及臨水食之。

五月五日，不可食生菜。

病人，不可食生胡芥菜[9]。

妊娠，勿食桑椹，並鴨子、巴豆、藿羹、半夏、菖蒲、羊肉、細辛。

桔梗忌菜，甘草忌菘菜，牡丹忌胡荽，常山忌葱，黃連、桔梗忌豬肉，茯苓忌大醋，天門冬忌鯉魚[10]。

附方

《食醫心鏡》黃帝云：食甜瓜竟食鹽，成霍亂。

《孫真人食忌》蒼耳合豬肉食，害人。

又云：九月勿食被霜瓜。食之，令人成反胃病。

【校注】

1. 白羊：《外臺秘要》卷三十一《解飲食相害成病百件》作"白羊肉"。義勝。

2. 菜：《外臺秘要》卷三十一《解飲食相害成病百件》作"芥菜"。較長。

3. 雞鴨肉：《外臺秘要》卷三十一《解飲食相害成病百件》作"雞鴨子"。

4. 生肝……可食：《外臺秘要》卷三十一《解飲食相害成病

百件》作"雀肉,不可雜牛肝,落地塵不著不可食"。

5. 諸:《外臺秘要》卷三十一《解飲食相害成病百件》作"珠至"二字。

6. 魫(shěn):魚腦骨。《外臺秘要》卷三十一《解飲食相害成病百件》作"鰓"。

7. 魚:《外臺秘要》卷三十一《解飲食相害成病百件》作"青魚"。

8. 鱠魚:《外臺秘要》卷三十一《解飲食相害成病百件》作"鱉及魚鱠"。義勝。

9. 生胡芥菜:《外臺秘要》卷三十一《解飲食相害成病百件》作"胡荽芹菜及青花黃花菜"。

10. 桔梗……鯉魚:《外臺秘要》卷三十四有類似條文,屬《許仁則產後方》。內容爲:"諸方有白术忌桃李,細辛忌生葱,甘草忌菘菜、海藻,枸杞忌狗肉、附子,黃連忌諸肉,桂心忌生葱。"

治卒飲酒大醉諸病方第七十一

大醉恐腹腸爛

作湯於大器中,以漬之,冷復易。

大醉,不可安臥,常令搖動轉側。

又,當風席地,及水洗,飲水,最忌於交接也。

飲醉頭痛,方

刮生竹皮五兩,水八升,煑取五升,去滓。然後合納雞子五枚,攪調,更煑再沸,二三升,服盡。

飲後下痢不止

煑龍骨,飲之。亦可末服。

連月飲酒,喉咽爛,舌上生瘡

搗大麻子一升,末黃蘗二兩,以蜜爲丸,服之。

飲酒積熱，遂發黃方

雞子七枚，若酒[1]漬之，封蜜器中，納井底二宿，當取，各吞二枚，枚漸盡愈[2]。

大醉酒，連日煩毒不堪，方

蔓青菜，并少米熟煑，去滓，冷之便飲，則良[3]。

又方：生葛根汁一二升，乾葛煑飲，亦得。

欲使難醉，醉則不損人。方

搗柏子仁、麻子仁各二合，一服之，乃以飲酒多二倍。

又方：葛花并小豆花子，末爲散，服三二匕。又，時進葛根飲、枇杷葉飲，并以雜者乾蒲、麻子等，皆使飲，而不病人。胡麻亦殺酒。先食鹽一匕，後則飲酒，亦倍。

附方

《外臺秘要》治酒醉不醒。

九月九日真菊花，末，飲服方寸匕。

又方：斷酒。

用驢駒衣燒灰，酒服之。

又方：鸕鷀糞灰，水服方寸匕。

《聖惠方》治酒毒，或醉昏悶煩渴，要易醒方：

取柑皮二兩，焙乾，爲末，以三錢匕，水一中盞，煎三五沸，入鹽，如茶法服，妙。

又方：治酒醉不醒。

用菘菜子二合，細研，井花水一盞，調爲二服。

《千金方》斷酒法。

以酒七升著瓶中，朱砂半兩（細研）著酒中。緊閉塞瓶口，安豬圈中，任豬搖動，經七日，頓飲之。

又方:正月一日,酒五升,淋碓⁴頭杵下,取飲。

又方:治酒病。

豉、葱白各半升,水二升,煑取一升,頓服。

【校注】

1. 若酒:當作"苦酒",即醋。

2. 枚漸盡愈:四庫本作"枚盡漸愈"。《外臺秘要》卷三十一
《飲酒積熱方》作"漸至盡驗"。

3. 便飲則良:《外臺秘要》卷三十一《飲酒連日醉不醒方》引
作:"內雞子三枚或七枚,調勻,飲之二三升。無雞子,亦可單
飲之。"

4. 碓(duì):古代舂米時在石臼中錘擊稻料去掉稻殼的
錘杵。

肘後備急方　卷八

治百病備急丸散膏諸要方第七十二

裴氏五毒神膏,療中惡暴百病,方

雄黃、朱砂、當歸、椒各二兩,烏頭一升。以苦酒漬一宿。豬脂五斤,東面陳蘆煎,五上五下,絞去滓。內雄黃、朱砂末,攪令相得,畢。諸卒百病,溫酒服如棗核一枚,不差,更服,得下即除。四肢有病,可摩。癰腫諸病瘡,皆摩傅之。夜行及病冒霧露,皆以塗人身中,佳。

《效方[1]》並療時行溫疫,諸毒氣,毒惡核,金瘡等。

蒼梧道士陳元膏療百病。方

當歸、天雄、烏頭各三兩,細辛、芎藭、朱砂各二兩,乾薑、附子、雄黃各二兩半,桂心、白芷各一兩,松脂八兩,生地黃二斤(搗絞取汁)。十三物[2],別搗雄黃、朱砂爲末,餘㕮咀,以釅苦酒三升,合地黃漬藥一宿,取豬脂八斤,微火煎十五沸。白芷黃爲度,絞去滓。內雄黃、朱砂末,攪令調和,密器貯之。腹內病,皆對火摩病上,日兩三度,從十日乃至二十日,取病出差止。四肢肥肉、風癢,亦可酒溫服之,如杏子大一枚。

293

主心腹積聚，四肢痹躄，舉體風殘，百病效方

華他虎骨膏，療百病

虎骨、野葛各三兩，附子十五枚重九兩，椒三升，杏仁、巴豆（去心、皮）、芎藭（切）各一升，甘草、細辛各一兩，雄黃二兩。十物，苦酒漬周時[3]，豬脂六斤，微煎三上三下。完附子一枚，視黃爲度，絞去滓。乃內雄黃，攪使稠和，密器貯之。百病皆摩傅上，唯不得入眼。若服之，可如棗大，內一合熱酒中，須臾後，拔白髮，以傅處，即生烏。豬瘡毒風腫及馬鞍瘡等，洗即差，牛領亦然。

莽草膏，療諸賊風，腫痹，風入五藏恍惚。方

莽草一斤，烏頭、附子、躑躅各三兩。四物，切，以水苦[4]酒一升，漬一宿。豬脂四斤，煎三上三下，絞去滓。向火以手摩病上三百度，應手即差。耳鼻病，可以綿裹塞之。療諸疥癬、雜瘡。

《隱居效驗方》云：并療手腳攣，不得舉動及頭惡風，背脇卒痛等。

蛇銜膏，療癰腫、金瘡、瘀血、產後血積、耳目諸病、牛領、馬鞍瘡

蛇銜、大黃、附子、當歸、芍藥、細辛、黃芩、椒、莽草、獨活各一兩，薤白十四莖。十一物，苦酒淹漬一宿，豬脂三斤，合煎於七星火上。各沸，絞去滓，溫酒服如彈丸一枚，日再。病在外，摩傅之。耳以綿裹塞之。目病，如黍米注眥中，其色緗[5]黃，一名緗膏，□人[6]又用龍銜藤一兩合煎，名爲龍銜膏。

神黃膏，療諸惡瘡，頭瘡，百雜瘡。方

黃連、黃檗、附子、雄黃、水銀、藜蘆各一兩，胡粉二

兩。七物，細篩，以臘月豬脂一斤，和藥調器中，急密塞口。蒸五斗米下，熟出，內水銀，又研，令調，密藏之。有諸瘡，先以鹽湯洗，乃傅上，無不差者。

《隱居效驗方》云：此膏塗瘡，一度即瘥，時人爲聖。

青龍五生膏，療天下雜瘡。方

丹砂、雄黄、芎藭、椒、防己各五分，龍膽、梧桐皮、栢皮、青竹茹、桑白皮、蜂房、蝟皮各四兩，蛇蛻皮一具。十三物，切，以苦酒浸半月，微火煎少時，乃內臘月豬脂三斤，煎三上三下，去滓，以傅瘡上；並服如棗核大，神良。

《隱居效驗方》云：主癰疽、痔、惡瘡等。

以前備急諸方故是要驗，此來[7]積用效者，亦次于後云。

扁鵲陷氷[8]丸，療內[9]胅病，并蠱疰、中惡等，及蜂[10]、百毒、溪毒、射工

雄黄、真丹砂（別研）、礬石（熬）各一兩（將生礬石三兩半，燒之），鬼臼一兩半，蜈蚣一枚（赤足者，小炙），斑猫（去翅足）、龍膽、附子（炮）各七枚，藜蘆七分（炙），杏仁四十枚（去尖皮，熬）。搗篩，蜜和，搗千杵。腹內胅病，中惡邪氣，飛尸遊走，皆服二丸如小豆。若積聚堅結，服四丸，取痢，泄下蟲蛇五色。若蟲注[11]病，中惡邪，飛尸遊走，皆服二三丸，以二丸摩痛上。若蛇蜂百病[12]，苦[13]中溪毒、射工，其服者，視強弱大小，及病輕重，加減服之。

丹參膏，療傷寒時行、賊風惡氣

在外，即支節麻痛，喉咽痹；寒入腹，則心急脹滿，胷脇痞塞。內則服之，外則摩之。并癱緩不隨，風濕痹不仁,偏枯拘屈,口喎,耳聾,齒痛,頭風,痹腫,腦中風動且痛。若[14]癧,結核漏、瘰癧堅腫未潰,傅之取消。及丹瘑諸腫無頭,欲狀[15]骨疽者,摩之令消。及惡結核走身中者,風水遊腫,亦摩之。其服者,如棗核大,小兒以意減之,日五服,數用之,悉效。

丹參、蒴藋各三兩,莽草葉、躑躅花各一兩,秦膠、獨活、烏頭、川椒、連翹、桑白皮、牛膝各二兩。十二[16]物,以苦酒五升,油麻[17]七升,煎令苦酒盡,去滓,用如前法,亦用豬脂同煎之。若是風寒冷毒,可用酒服。若毒熱病,但單服。牙齒痛,單服之,仍用綿裹嚼之。比常用豬脂煎藥。有小兒耳後癧子,其堅如骨,已經數月不盡,以帛塗膏貼之。二十日消盡,神效無比。此方出《小品》。

神明白膏,療百病,中風惡氣,頭面諸病,青盲,風爛眥鼻,耳聾,寒齒痛[18],癧腫,疽痔,金瘡,癬疥,悉主之

當歸、細辛各三兩,吳茱萸、芎藭、蜀椒、术、前胡、白芷各一兩,附子三十枚。九物[19]切,煎豬脂十斤。炭火煎一沸,即下,三上三下。白芷黃,膏成,去滓,密貯。看病在內,酒服如彈丸一枚,日三;在外,皆摩傅之。目病,如黍米內兩眥中,以目向天風可扇之[20]。瘡蟲齒,亦得傅之。耳內底著亦療之[21]。緩風冷者,宜用之。

成膏[22]

清麻油十三兩(菜油亦得),黃丹七兩。二物,鐵鐺文火煎,麤濕柳批箆,攪不停,至色黑,加武火,仍以扇扇之,攪不停,煙斷絕盡,看漸稠,膏成。煎須淨處,勿令雞犬見。齒瘡帖[23],痔瘡服之。

藥子一物。方

婆羅門，胡名船疏[24]樹子，國人名藥[25]，療病唯須細研，勿令麤。皆取其中人，去皮用之。

療諸疾病方：卒得吐瀉，霍亂，蠱毒，臍下絞痛，赤痢，心腹脹滿，宿食不消，蛇蝎毒入腹，被毒箭入腹，並服二枚。取藥子中人，暖水二合，研碎，服之。疽瘡、附骨疽腫、丁瘡、癰腫，此四病，量瘡腫大小，用藥子中人，煖水碎，和豬膽封上。癭、腫、冷遊腫、癣、瘡，此五病，用醋研，封上。蛇蝎、惡毛、蝎、蜈蚣等螫，沙虱、射工，此六病，用煖水研，赤莧和，封之。婦人難產後，腹中絞痛，及惡露不止，痛中瘀血下，此六病[26]，以一枚，一杯酒，研，溫服之。帶下、暴下，此二病，以栗汁研，溫服之。龋蟲食齒，細削，內孔中，立愈。其搗末篩，着瘡上，甚主[27]肌肉，此法出支家大醫本方。

服鹽方，療暴得熱病，頭痛目眩，并卒心腹痛，及欲霍亂，痰飲宿食及氣滿喘息，久下赤白，及積聚吐逆，乏氣少力，顏色痿黃，瘴瘧，諸風

其服法：取上好鹽，先以大豆許，口中含，勿咽，須臾水當滿口，水近齒，更用方寸匕抄鹽內口中，與水一時咽。不尔，或令消盡。喉[28]若久病長服者，至二三月，每旦先服，或吐，或安。擎[29]卒病，可服三方寸匕，取即吐痢，不吐病痢[30]，更加服。新患瘧者，即差。心腹痛及滿，得吐下，亦佳。久病，每上以心中熱爲善，三五日亦[31]服，佳。加服，取吐痢，痢不損人，久服大補。補豚[32]腎氣五石，無不差之病。但恨人不服，不能久取。此療方不一。《小品》云：卒心痛鬼氣，宿食不消，霍亂氣滿中毒，鹹作湯，服一二升，刺便吐之，良。

《葛氏》常備藥

大黃、桂心、甘草、乾薑、黃連、椒、术、吳茱萸、熟艾、雄黃、犀角、麝香、菖蒲、人參、芍藥、附子、巴豆、半夏、麻黃、柴胡、杏仁、葛根、黃芩、烏頭、秦膠等，此等藥並應各少許。

以前諸藥，固以大要，嶺南使用。仍開[33]者，今復疏之。眾藥并成劑藥[34]。自常和合，貯此之備，最先於衣食耳。

常山十四兩，蜀漆，石膏一斤，阿膠七兩，牡蠣、朱砂、大青各七兩，鱉三枚，鯪鯉甲一斤，烏賊魚骨、馬藺子一大升，蜀升麻十四兩，檳榔五十枚，龍骨，赤石脂，羚羊角三枚，橘皮、獨活（其不注兩數者，各四兩），用芒硝一升，良。

成劑藥

金牙散、玉壺黃丸、三物備急藥、紫雪、丹參、茵草膏、玉黃丸、度瘴散、末散、理中散、痢藥、丁腫藥，其有側注者，隨得一種，為佳。

老君神明白散[35]

术、附子（炮）各二兩，烏頭（炮）、桔梗二兩[36]，細辛一兩。搗篩，旦服，五方寸匕。若一家有藥，則一里無病，帶行者，所遇病氣皆削。若他人得病者，溫酒服一方寸匕。若已四五日者，以散三匕，水三升，煮三沸，服一升，取汗，即愈。

云常用辟病散[37]

真珠、桂肉各一分，貝母三分，杏仁二分（熬），雞子白（熬令黃黑）三分。五物，搗篩，歲旦服方寸匕。若歲中多病，可月月朔望服。

單行方[38]：

南向社中栢，東向枝，取曝乾，末，服方寸[39]。姚云：疾疫流行預備之。名爲栢枝散，服，神良。《刪煩[40]方》云：旦，南行見社中栢，即便收取之。

斷溫病，令不相染方

熬豉，新米酒漬，常服之。

《小品》正朝屠蘇酒法，令人不病溫疫

大黃五分，川椒五分，水[41]、桂各三分，桔梗四分，烏頭一分，枝楔二分。七物，細切，以絹囊貯之。十二月晦日[42]正中時，懸置井中至泥，正曉拜慶前出之。正旦取藥置酒中，屠蘇飲之，於東向[43]，藥置井中，能迎歲，可世無此病。此華他法，武帝有方驗中，從小至大。少隨所堪，一人飲，一家無患，飲藥三朝（一方有防風一兩）。

姚大夫，辟溫病粉身方

芎藭、白芷、藁本。三物，等分，下篩，内粉中，以塗粉於身，大良。

附方

《張仲景》三物備急方，司空裴秀爲散，用療心腹諸疾，卒暴百病。

用大黃、乾薑、巴豆各一兩（須精新好者）。搗篩，蜜和，更搗一千杵，丸如小豆，服三丸，老小斟量之，爲散不及丸也。若中惡客忤，心腹脹滿，卒痛，如錐刀刺痛，氣急口噤，停尸卒死者，以煖水若酒服之。若不下，捧頭起，灌令下喉，須臾差。未知，更與三丸。腹當鳴轉，即吐下，便愈。若口已噤，亦須折齒灌之，藥入喉，即瘥。

崔氏《海上方》云：威靈仙去眾風，通十二經脉。此藥朝服暮效，疏宣五臟冷膿，宿水變病，微利不瀉。人服此，四肢輕健，手足溫暖，並得清涼。時商州有人患重足不履地，經十年不瘥。忽遇新羅僧，見云：此疾有藥可理。遂入山求之。遣服數日，平復後，留此藥名而去。此藥治丈夫婦人中風不語，手足不隨，口眼喎斜，筋骨節風，胎風，頭風，暗風，心風，風狂人。傷寒頭痛，鼻清涕，服經二度，傷寒即止。頭旋目眩，白癜風，極治大風，皮膚風痒。大毒，熱毒，風瘡，深治勞疾，連腰骨節風，遶腕風，言語澀滯，痰積。宣通五臟，腹內宿滯，心頭痰水，膀胱宿膿，口中涎水，好喫茶漬[44]。手足頑痹，冷熱氣壅，腰膝疼痛，久立不得，浮氣瘴氣，憎寒壯熱。頭痛尤甚，攻耳成膿而聾，又衝眼赤。大小腸秘，服此立通，飲食即住。黃疸，黑疸，面無顏色。瘰癧遍項，產後秘澀，暨[45]腰痛，曾經損墜。心痛，注氣，膈氣，冷氣攻衝。腎臟風壅，腹肚脹滿，頭面浮腫，住[46]毒脾肺氣，痰熱，欬嗽，氣急，坐臥不安，疥癬等瘡。婦人月水不來，動經多日，血氣衝心，陰汗盜汗，鴉[47]臭穢甚，氣息不堪，勤服威靈仙，更用熱湯盡日頻洗，朝塗若唾。若治鴉臭，藥自塗身上[48]，內外塗之，當得平愈。孩子無辜[49]，令母含藥灌之。痔疾秘澀，氣痢絞結，並皆治之。威靈仙一味，洗焙爲末，以好酒和，令微濕，入在竹筒內，牢塞口，九蒸[50]九曝。如乾，添酒重洒之，以白蜜和爲丸，如桐子大，每服二十至三十丸，湯酒下。

《千金方》：當以五月五日午時，附地刈取菓耳葉，洗，曝燥，擣下篩，酒若漿水服方寸匕，日三夜三。散若吐逆，可蜜和爲丸，準計一方匕數也。風輕易治者，日再服。若身體有風處，皆作粟肌出，或如麻豆粒，此爲風毒出也，可以針刺潰去之，皆黃汁出乃止。五月五日，多取陰乾，著大瓮中，稍取用之。此草辟惡，若欲省病省疾[51]者，便服之，令人無所畏。若時氣不和，舉家服之。若病胃脹滿，心悶發熱，即服之。并殺三蟲，腸痔，能進食。一周年服之，佳。七月七、九月九可採用。

【校注】

1. 效方：據下文，似指"隱居效驗方"。

2. 十三物：《備急千金要方》卷七第五無附子、雄黃，連同豬肪共十二味。附注謂《胡洽方》有人參、防風、附子、雄黃爲十五味（應不包括豬脂），《肘後》《千金翼》有附子、雄黃、大酢，亦爲十五味。藥量差異亦較大。

3. 周時：指一晝夜。

4. 苦：當作"若"，或也。

5. 緗（xiāng）：淺黃色。

6. □人："人"上缺一字，四庫本作"南人"。

7. 此來：似當作"比來"。比來，近來。

8. 氷："冰"的俗字。

9. 内：據下文，當作"腹内"。

10. 蜂：據下文，當作"蛇蜂"。

11. 蟲注：據上文，當作"蠱注"。

12. 病：據上文，當作"毒"。

13. 苦：當作"若"，或也。

14. 若：《千金翼方》卷十六《諸膏》作"石"。義長。

15. 欲狀：四庫本作"狀似"。

16. 十二：按以上藥物計十一物，疑有脱。按《備急千金要方》卷二十二《癰疽》亦有丹參膏，較本方少連翹、桑白皮，多菊花、白及、防己，附注云："《肘後》用防風不用防己。"與本書第三十六篇丹參膏方同。則本方似應有"防風"。

17. 油麻：四庫本作"麻油"。

18. 風爛……齒痛：《備急千金要方》卷七《膏》同方作："風目爛眥管瞖，耳聾，鼻塞，齲齒，齒根挺痛。"

19. 九物：《備急千金要方》卷七《膏》多桂心，爲十物。

20. 以目……扇之：《備急千金要方》卷七《膏》作："以目向風，無風可以扇扇之。"

21. 瘡蟲……療之：《備急千金要方》卷七《膏》作："諸瘡痔，齲齒，耳鼻百病主之，皆以膏傅。"

22. 成膏：此名似義未足，疑有闕文。

23. 帖：用同"貼"。

24. 船疏：《證類本草·藥實根》大觀本作"那約"，政和本作"那綻"，《本草綱目·解毒子》引蘇恭謂"胡名那疏"，引葛洪《肘後方》作"那疏"。"船"當作"那"。

25. 藥：《證類本草·藥實根》引《唐本注》謂"此藥子也"，本書疑脱"子"字。

26. 六病：此上病名未足六種，應有闕漏。

27. 主：四庫本作"生"，義長。

28. 喉：疑爲"唯"之誤。

29. 擊：四庫本作"係"。

30. 不吐病痢：據上句，"病"字似衍。

31. 亦：用同"一"。

32. 補豚：四庫本作"奔豚"。可從。

33. 開：義不可通。舊校作"需"。似當作"闕"。

34. 成劑藥：指加工好的成藥，如丸、散、膏、丹之類。

35. 老君神明白散：本方已見於前第十五篇，文字小有差異，可參看彼篇。

36. 二兩：疑當作"各二兩"。

37. 云常用辟病散：本方已見於前第十五篇，名"常用辟溫病散"，文字小有差異，可參看彼篇。云，四庫本作"又"。

38. 單行方：本方已見於前第十五篇，文字小有差異。

39. 服方寸：四庫本作"服方寸匕"。當據補。

40. 煩：據此書名常例，當作"繁"。

41. 水：四庫本、道藏本並作"术"。當據改。

42. 晦日：農歷月末的最後一天。

43. 屠蘇飲之於東向：《備急千金要方》卷九《辟溫》作："煎數沸，於東向戶中飲之。屠蘇之飲，先從小起，多少自在。"

44. 漬：《證類本草》作"淬"，義長。

45. 臀：《證類本草》作"槩"，當作"臀"，突發腰痛。

46. 住：《證類本草》作"注"，義長。

47. 鴉：同"鴉"。

48. 朝塗……身上：《證類本草》作"朝以苦唾調藥塗身上"。

49. 無辜：小兒疳的一種。《諸病源候論》卷四十八《無辜病候》："小兒面黃髮直，時壯熱，飲食不生肌膚，積經月日，遂致死者，謂之無辜。"大致與今結核病相似。

50. 荄：“蒸”的俗字。

51. 省病省疾：謂看望病人。

治牛馬六畜水穀疫癘諸病方第七十三

治馬熱虷顙黑汗鼻有膿，哐哐有膿[1]，水草不進。方

黃芷蔓根、貝母、桔梗、小青[2]、栀子仁、吳藍、款冬花、大黃、白鮮皮、黃芩、鬱金各二大兩，黃蘗、馬牙硝各

四大兩。搗篩，患相當³及常要啖。重者，藥三大兩，地黃半斤，豉二合，蔓菁油四合，合齋前啖，至晚飼，大效。

馬遠行到歇處，良久，與空草，熟刷。刷罷飲，飲竟，當飼。

困時與料必病，及水穀⁴。

六畜瘡焦痂

以麵膠封之，即落。

馬急黃黑汗

右割取上斷訖，取陳久靴爪頭，水漬汁，灌口。如不定，用大黃、當歸各一兩，鹽半升。以水三升，煎取半升⁵，分兩度灌口。如不定，破尾尖，鑱血出，即止，立效。

馬起臥胞轉及腸結，此方並主之

細辛、防風、芍藥各一兩。以鹽一升，水五升，煮取二升半，分爲二度灌。後灌前，用芒硝、鬱金、寒水石、大青各一兩，水五升，煮取二升半，以酒、油各半升，和攪，分二度灌口中。

馬羯骨脹

取四十九根羊蹄燒之，熨骨上，冷易之。如無羊蹄，楊柳枝指麤者，炙熨之，不論數。

飲馬以寅午二時，晚少飲之。

啖鹽法

鹽須乾，天須晴，七日，大馬一啗⁶一升，小馬半升，用長柄杓子深內咽中，令下肥而強水草也。

治馬後冷

豉、葱、薑各一兩，水五升，煮取半升⁷，和酒灌之，即瘥。

蟲顙十年者

醬清如膽者[8]半合，分兩度灌鼻，每灌，一兩日將息。不得多，多即損馬也。

蟲顙重者

葶藶子一合（熬令紫色，搗如泥），桑根白皮一大握，大棗二十枚（擘）。水二升，煑藥取一升，去滓。入葶藶，搗，令調勻。適寒溫，灌口中，隔一日又灌，重者不過再，瘥。

蟲顙馬鼻沫出，梁腫起者，不可治也。

驢馬胞轉欲死

搗蒜，內小便孔中，深五寸，立瘥。又，用小兒屎，和水灌口，立瘥。

又方：騎馬走上坂[9]，用木腹下來去擦[10]，以手內大孔，探却糞，大效。探法：剪却指甲，以油塗手，恐損破馬腸。

脊瘡

以黃丹傅之，避風，立瘥。

疥

以大豆熬焦，和生油麻[11]搗，傅，醋，泔，净洗。

目暈

以霜後楮葉，細末，一日兩度，管吹眼中，即瘥。

馬蛆蹄[12]

槽下立處，掘一尺，埋雞子許大圓石子，令常立上，一兩日，永差。

療馬嗽方[13]

啖大麻子，净擇一升，飼之。治喉[14]及毛焦，大效。

疥

以樗根末，和油麻[15]塗，先以皂莢[16]或米泔净洗之，

肘後備急方　卷八

洗了塗。令中間空少許,放蟲出,下[17]得多塗,恐瘡大。

秘療疥

以巴豆、膩粉,研,油麻[18]塗定,洗之。塗數日後,看更驗。

【校注】

1. 治馬……有膿:《外臺秘要》卷四十《驢馬諸疾方》作"療馬熱蟲顙黑汗鼻中有膿腔"。虶:四庫本作"蟲"。顙,俗"顙"字;"顙"又同"嗓"。

2. 小青:《外臺秘要》卷四十《驢馬諸疾方》作"大青"。

3. 患相當:謂症狀相合。

4. 困時……水穀:似當作"困時與料及水穀必病"。

5. 半升:《外臺秘要》卷四十《驢馬諸疾方》作"半",較是。

6. 唅:同"啗"。

7. 半升:《外臺秘要》卷四十《驢馬諸疾方》作"半",較是。

8. 如膽者:《外臺秘要》卷四十《驢馬諸疾方》作"和膽"。

9. 坂(bǎn):《外臺秘要》卷四十《驢馬諸疾方》作"坡",義同。

10. 擦:《外臺秘要》卷四十《驢馬諸疾方》作"捼",義長。

11. 油麻:四庫本作"麻油"。

12. 馬蛆蹄:《外臺秘要》卷四十《驢馬諸疾方》作"馬跙(zhù)蹄",是。跙,馬蹄痛病。

13. 療馬嗽方:四字原無,據《外臺秘要》卷四十《驢馬諸疾方》補。

14. 哐(qiāng):咳嗽。

15. 油麻:四庫本作"麻油"。

16. 皂莢:《外臺秘要》卷四十《驢馬諸疾方》作"皂莢水",當從。

17. 下:《外臺秘要》卷四十《驢馬諸疾方》作"不",當從。

18. 油麻:四庫本作"麻油"。《外臺秘要》卷四十《驢馬諸疾方》作"油麻油"。